La Anatomía en Santo Domingo y sus Protagonistas

Dr. Zoilo Núñez-Gil,
Ma Ed. en salud; Esp. en CBMF; Dr. odont.

Pasado presidente de la Sociedad Dominicana de Cirugía Bucal y Maxilofacial.
Profesor de anatomía cabeza y cuello, y patología quirúrgica maxilofacial, Universidad Católica Nordestana.

Portada: LA HISPANIOLA

Publicado en Ámsterdam en 1618 *"Tabularum Geographicarum Contractarum Libri Septem"*. Una antigüedad de cobre original de principios del siglo XVII en mapa grabado en miniatura de la isla de las Indias Occidentales de la Española por Petrus Bertius (1565 -1629).

Cubre hoy República Dominicana y Haití, con una participación del oriente de Cuba. El mar Caribe está decorado con dos monstruos marinos y dos barcos de vela con cañones de fuego.

Su autor Petrus Bertius, también conocido Pieter o de Peter Bertius, flamenco de nacimiento. Fue educado en la Universidad de Leiden además de teólogo, historiador y matemático de algunos de pie, pero es más recordado por sus trabajos cartográficos.

ISBN-13: *978-1540827500*
ISBN-10: *154082750X*

DEDICATORIA

A los profesores de anatomía quienes son la piedra angular en la enseñanza en las ciencias de la salud, a los cirujanos porque ellos son la máxima expresión de la aplicación de la anatomía a la humanidad; A los que tratan de aprender, lo que los cadáveres quieren enseñar, los estudiantes. A los cadáveres quienes han *disfrutado ayudando a la vida.*

PREFACIO

Este libro titulado: *Historia de la Anatomía en Santo Domingo y sus Protagonistas,* fue empezada a escribir en el año 2002 como parte de un gran libro de historia de la anatomía humana que me había propuesto, este fue concluido en el año 2006 y estuvo guardado todos estos años esperando el momento y la situación para publicarlo, al parecer ese momento ya ha llegado.

Será un tema trivial para muchos, pero para otros resultará interesante, como profesor de anatomía siento la necesidad de contar la historia de lo acontecido en nuestro país en los asuntos de la anatomía, para que futuras generaciones que lean este trabajo sepan quienes y bajo qué situaciones se impartió la anatomía humana en nuestro país, ya que es la base de todo el conocimiento médico, como la cirugía, la imagenología etc., la anatomía no es sólo un pilar fundamental para su trabajo, desde un punto de vista personal, la anatomía suministra a los estudiantes, el futuro médico, una serie de conocimientos, habilidades y actitudes que le serán esenciales para el ejercicio de su profesión. Todo esto aprendido durante la realización de sus prácticas de disección y el sobre esfuerzo que hay que hacer para aprenderla.

Conoceremos a los predecesores de la enseñanza de la anatomía humana en Santo Domingo cuna de la universidad del estado y primada de América, lugar de origen de todo estos predecesores, visionarios y excelentes cirujanos que se dedicaron a la enseñanza de esta importante área de la medicina, pocas veces han sido honrados por su vocación de servicio y de enseñanza a futuras generaciones, pero estos ilustres profesionales merecen las palabras del filósofo griego Aristóteles (384-322 a. de J.C.) *"La grandeza no consiste en tener honores, sino en hacerse merecedor de ellos"*; y todos ellos son merecedores de tales honores.

En algunas ocasiones he conversado con médicos, ortopedistas e incluso profesores de anatomía y no han oído hablar de Miguel Canela Lázaro, anatomista y agrimensor, quien fue quizás la máxima expresión de lo que es un anatomista puro, y que se destacó en este ámbito en el viejo continente y que incluso descubrió algunos elementos anatómicos de relevancia en la actualidad y al cual le dedicamos un capítulo.

Zoilo Núñez Gil
Dic. 2016

iv

CONTENIDO

AGRADECIMIENTO

Quisiera agradecer con mucho sentimiento de estima al Dr. José David Rodríguez mi maestro de anatomía, quien me dio la oportunidad de asistirlo en las clases prácticas de anatomía de cabeza y el cuello, quien apoyo a que los estudiantes de odontología tuvieran la oportunidad de ser monitores de anatomía —previa disecciones y evaluaciones, claro está-; y con quien me introduje en el mundo de la docencia de la anatomía la cual he ejercido por más de 25 años.

A mis compañeros Monitores de Anatomía (1990-93), con quienes pase largas horas compartiendo y disecando, para obtener de primera mano el conocimiento anatómico que solo la disección deja y que en la actualidad son grandes profesionales en sus áreas quirúrgicas.

Al cadáver desconocido, título de un poema del famoso anatomoapatólogo del siglo XIX, Karl von Rokitansky (1804-1878) y quien plasmó con esta oración un tributo a estos desconocidos que tanto aportan a la anatomía y a la humanidad:

"Al cortar con la rígida hoja de tu bisturí sobre el cadáver desconocido, te debes recordar que este cuerpo nacido del amor de dos almas, creció embalado por la fe y por la esperanza incluida en el seno de su familia.

Sonrió y soñó los mismos sueños de niños y jóvenes, pero seguro amó y fué amado; descansó y vió mañanas felices, y sintió nostalgias por los que se fueron.

Ahora mientras esta en la fría plancha negra, sin que por él se hubiera derramado al menos una lágrima, sin que tuviera un solo rezo.

Su nombre, solamente Dios sabe, pero el destino inexorable le dió el poder y la grandeza de servir a la humanidad, humanidad que por él pasó indiferente".

CAPITULO 1

LA ANATOMIA EN SANTO DOMINGO PRECOLOMBINO

"no existe pueblo alguno sin medicina,
aun cuando haya alguno sin médicos".
Plinio el viejo (23-79 d.C)

En el viejo Continente el período Neolítico concluyó aproximadamente hacia el año 4000 a.C., con los trabajos de cobre que señalan el comienzo de la Edad de los Metales. En América, por su gran abundancia, empieza a trabajarse el oro hacia el siglo XV d.C., del cual nuestros antepasados dejaron hermosas producciones.

Durante millones de años, el hombre de Neanderthal entierra a sus muertos y parece diferenciar ya entre las enfermedades accidentales y aquellas otras cuya causa permanece oculta y se les escapa, (fiebre, dolor, inapetencia, locura) interpretándolo como algo de carácter mítico-mágico. De esta manera se asume que, si la enfermedad es originada por un poder desconocido, el remedio será contrarrestar, o exorcizar el poder maligno o la causa por la que ha sido castigado por los dioses. Este pensamiento ha condicionado gran parte de la historia de la medicina, pero su evolución se interrumpió en este momento por la llegada de Colón, lo que nos permite ver la diferencia de más de 5000 años en los desarrollos de las dos culturas que se encontraron.

Hoy se sabe que las Antillas se poblaron originalmente con grupos aborígenes provenientes de las cuencas de los ríos Orinoco, en Venezuela, y Xingú y Tapajos, en las Guayanas, y se sabe también que esos pueblos del nordeste de Sudamérica pertenecían a uno de los muchos grupos aborígenes que poblaban ese continente a finales del siglo XV. Este grupo vivía en las forestas tropicales y sus actividades dependían en gran medida de la disponibilidad de canoas para moverse por entre los grandes ríos continentales. A él pertenecían varios sub-grupos a quienes la agricultura ya empezaba a serles modo de vida. Pero por razones que desconocemos, hubo gentes que no pudieron sedentarizarse y emigraron adentrándose en el Mar Caribe en sus canoas cerca del 800 a.C. Así fueron poblándose paulatinamente la mayor parte de esas islas desde tiempos anteriores a la Era Cristiana. Esta ocupación, sin embargo, no parece haber sido continua, y los arqueólogos actuales convienen en que se efectuó a través de varias oleadas migratorias a lo largo de más de doce siglos.

Así llegaron los Tainos, los Arahuacos, Ciboneyes y los Caribes. Estos indígenas no disponían de medicamentos como nosotros en la actualidad, sino que utilizaban plantas para diversos tipos de problemas. Los Indígenas` utilizaban la cocaína como sedante, la quinina como antipirético (para bajar la fiebre), la zarzaparrilla como un diurético natural y el guayacán para lesiones de piel y sífilis. Los taínos llamaban a la isla de diversas maneras, pero lo más común era Ayti o Hayti (tierra montañosa).

Desde el punto de vista médico los conocimientos de nuestros antepasados son en muchos aspectos semejantes a los del período neolítico. Se asigna un origen *"externo"* a las enfermedades, esto requiere una explicación adicional, porque de primera mano hubiera podido afirmar de *"sobrenatural"*, en lugar de *"externo"* y hubiera cometido ciertamente un error, pues estaría juzgando la causalidad externa de la enfermedad desde nuestro punto de vista y no del que tenía en medio de los aborígenes.

La medicina aborigen en América a la llegada de los descubridores españoles dependía del grupo cultural y había muchísimos y muy variados tipos. Mientras la mayoría basaba la terapéutica en la magia y en el empirismo, otros grupos habían evolucionado hacia estados más avanzados y así aztecas, mayas e incas habían logrado un notable desarrollo tanto en la terapéutica medicinal como en la quirúrgica. Se daba, sin embargo, el contrasentido de que su desarrollo no había podido prescindir del sacrificio humano, ni del canibalismo por muy ritual que fuese.

El chamanismo era una institución generalizada como lo es aún en los grupos que, como fósiles vivientes, conservan sus antiguas tradiciones y culturas lo es aún en Oceanía y África. Pero en las altas culturas americanas había evolucionado hacia una medicina sacerdotal, como ya había ocurrido en el antiguo Egipto, Siria y Babilonia, por ejemplo.

Poseían una medicina propia y primitiva formada por nociones elementales y por datos que arrojaba la tradición. No hay noticias de que nuestros indios practican la trepación. Han debido saber curar heridas, contener las hemorragias y arreglar fracturas. Todas estas intervenciones las han prestado todos los pueblos primitivos. Han debido extraer cuerpos extraños, espinas, astillas de madera, y sobre todo, flechas. Quizás han practicado masajes y habrán reducido fracturas. No puede ponerse en duda que ha habido saber todas las curas. Los siboneyes practicaban la castración. Los indios acostumbraban practicar y trepanación, la embriotomía, la coaptación de fracturas. Hacían circuncisión, sangrías, punturas y suturas de heridas utilizando cabellos.

Pobres eran sus conocimientos de anatomía y de fisiología, aunque sabían conservar los huesos y los cadáveres. Como se ha visto, no había conocimiento de morfología anatómica; sólo una muy rudimentaria sobre los huesos, de los que se consideraba que las partes blandas no eran más que envolturas de las partes duras. No había identificación de las funciones de los órganos o vísceras, ni tampoco se conocía la fisiología.

Es de señalar que había alguna identificación de los sentidos de la vista, el oído, el olfato, el tacto y el gusto, pues gracias a estas funciones se podía establecer contacto con el medio externo, el peligro y la supervivencia, aunque se desconocía su verdadero mecanismo funcional.

Los taínos (arawacos) consideraban la muerte como un paso hacia otras formas espirituales. De ahí que sus enterramientos se realizasen principalmente en cementerios o lugares escogidos para esta actividad. No fue esta la única y sola forma de enterramiento, ya que, al parecer, al común enterramiento en forma acuclillada, precedieron diversas tendencias. El enterramiento en cuclillas o en posición fetal era el más común entre los grupos taínos. El hombre era enterrado con parte de sus pertenencias. Los niños, generalmente, llevaban una mayor cantidad de ofrendas. Objetos de uso personal como ollas, vasijas, amuletos, así como alimento, se depositaban junto al cadáver. Los caciques eran generalmente enterrados con una o varias esposas. A esta modalidad de enterramientos, que fue común entre los chibchas y los taironas colombianos, los taínos llamaban *"Athebeanenequen"*. Existió la cremación del cadáver. Fue común, igualmente, el enterramiento secundario, ritual mediante el cual el cadáver era despojado, tiempo después de algunos huesos que eran depositados en otro lugar. La desecación por fuego fue también utilizada. La cremación de huesos y los enterramientos colectivos de tipo secundario también parecen haber sido comunes entre otros grupos. La arqueología ha demostrado que, aunque la modalidad acuclillada fue común, no fue la única conocida y usada por los taínos.

Al empezar el siglo XV, España estaba dividida en los Reinos de Castilla y de Aragón. En Aragón reinó Fernando de Antequera que luchó contra los nobles. Alfonso V que peleó en Italia y adquirió el reino de Nápoles. Al morir dejó a su hijo Fernando el reino de Nápoles y a su hermano Don Juan II, que ya reinaba en Navarra, en Sicilia, Cerdeña y Aragón. Este pasó casi todo su reinado sofocando rebeliones y al morir le sucedió su hijo Fernando II que, al casarse con Doña Isabel de Castilla, en 1469, unió entonces a esa región central con la de Aragón, Baleares, Cerdeña y Sicilia.

Don Fernando y Doña Isabel tuvieron que combatir a los partidarios de Doña Juana "La Beltraneja", hija de Enrique IV, que aspiraba al trono. Vencidos estos se dedicaron a abatir a la nobleza, establecieron el Tribunal de la Inquisición -creado por el Papa Inocencio III en 1209- para combatir a los herejes, moros, judíos, a los nobles y hasta el mismo clero. Crearon pues, la monarquía absoluta. Afirmados en el trono empezaron a pelear contra los moros y tomaron sucesivamente a Málaga, Almería y Granada en 1492. Después expulsaron a los judíos y si bien establecieron la unidad religiosa, fue a expensas de la prosperidad material de la nación.

Durante el reinado de los Reyes Católicos, de unos sucesos que admiraron al mundo, con otros menos conocidos y aun olvidados, entre los cuales figura en primer término, una pragmática de 1488 en que el rey Don Fernando concedía a los médicos del Hospital de Gracia de Zaragoza (aquel establecimiento que, bajo el lema: *urbis et orbe*, ya por entonces acogía enfermos de todas razas, cultos y condiciones) el privilegio de anatomizar los cuerpos de los enfermos allí fallecidos *(San Martín, A., 1892)*.

Hasta esta fecha habían ocurrido notables transformaciones sociales y políticas en gran parte de Europa. En España, como en Francia e Inglaterra, el trono se impuso a la nobleza y el llamado Estado Llano -formado por labradores, comerciantes, artesanos, etc., dio origen a las Cortes. Decayó la escolástica y aparecieron los librepensadores. Se multiplicaron las universidades. Se desarrolló la literatura nacional. Los inmigrantes griegos hicieron que se extendiera la afición a su lenguaje con cierto abandono del latín. Se hicieron modificaciones en la escultura y pintura. Se desarrolló la industria, el comercio y adquirió gran importancia el puerto de Barcelona y después el de Cádiz. Se generalizó el empleo de la brújula. Gutenberg (1439) descubrió la imprenta y dio a la luz la primera obra impresa, La Vulgata, 1445, y el uso del papel de trapo contribuyó al desarrollo del nuevo arte. En la guerra se empezó a usar el mosquete, en 1432, y las bombas después.

Desde el punto de vista de la medicina española: se fundaron las universidades de Valencia y Barcelona, los primeros asilos para orates y la primera morbería (una de las primeras instituciones de su tipo y que era responsable del control y la vigilancia de epidemias) o lazareto de Mallorca, el primero del mundo, contra la epidemia de 1441. Se crearon los médicos de Cámara para asistir a los Reyes y los primeros hospitales de campaña cuando el sitio de Granada. En 1490 se empezó a hacer la disección en amplia escala en Escuela de Medicina de Barcelona donde constaban los estudios de cuatro años.

CAPITULO 2

LA LLEGADA DE COLON

*"la historia humaniza al hombre, lo hace culto,
estimula su imaginación y lo perfila hacia el futuro".*
Pedro Laín Entralgo (1908-2001)

El arribo del navegante genovés Cristóbal Colón (aprox.1436-1506) a nuevas tierras cambió para siempre la historia del mundo. Ni descubridores ni descubiertos pudieron seguir siendo los mismos luego de esta epopeya. La isla que se reparten hoy la República Dominicana y la República de Haití fue descubierta el día 5 de diciembre del año 1492 por el Almirante don Cristóbal Colón, para la corona y el señorío de España. Desde esa fecha se inició en la isla la ocupación española, sin otro título que el de la fuerza y sólo en virtud del propósito mantenido por aquella nación de adueñarse de las tierras descubiertas. La isla de la Hispaniola (La Española), actualmente ocupada por las naciones de Haití y la República Dominicana, fue el primer lugar del Nuevo Mundo donde los españoles formaron una colonia. Como tal, sirvió de base logística para la conquista de la mayor parte del Hemisferio Occidental.

Aunque inicialmente fueron amigables hacia los españoles, estos nativos respondieron violentamente contra la intolerancia y abusos de los recién llegados. Cuando Colón regresó a la Hispaniola en su segundo viaje en 1493, encontró que la Navidad había sido arrasada y eliminados sus habitantes. Pero no era fácil detener el interés del Viejo Mundo en la expansión y su cruzada de esparcir el catolicismo; Colón estableció un segundo asentamiento, La Isabela, más hacia el Este.

Se atribuye al cosmógrafo alemán Martín Waldesmüller haber propuesto en su *Cosmographiae Introductio* de 1507, el nombre de *Tierra de América* para homenajear al florentino Américo Vespucio (1451-1512) quien elaboró el mapa de las tierras que descubriera Colón y propuso la idea de que se trataba de un nuevo continente. Lo justo hubiera sido denominar Colombia al nuevo continente para así reconocer a Cristóbal Colón el mérito de su descubrimiento. Pero lo que también ocurrió fue que para el momento de su muerte, el almirante todavía pensaba que había entrado a Asia por otra ruta desconocida. No sabía que había descubierto el Nuevo Mundo.

En su segundo viaje salió Colón de Cádiz el 25 de septiembre de 1493 con tres galeones o carracas, 14 carabelas y 1500 acompañantes. Llegó a las Islas Caribes el 4 de noviembre del mismo año. Descubrió la Isla de Borinquén (Puerto Rico) y el 27 citado mes llegó a La Española, donde con dolor sólo encontró las ruinas del fuerte de La Navidad y con el vino Diego Alvarez Chanca (¿-1516), natural de Sevilla y quien había prestado sus servicios como médico de la princesa Juana la Loca.

Luego de la llegada a la isla el 1° de diciembre a la isla de Bohío (la española por Cristóbal Colon) en 1492, según la tradición oral recogida por los Cronistas de Indias, fue fundada la ciudad de Santo Domingo, el 4 de agosto de 1496, luego de ser trasladada la Primera Villa del Nuevo Mundo de la costa norte de la isla española, a la sur;

por órdenes del almirante don Cristóbal Colón, toda la isla llevó el nombre de Santo Domingo..

El traslado se llevó a cabo por razones sanitarias, pues se pensaba que los vientos que llegaban a la isla desde el norte producían enfermedades. La nueva villa fue levantada en la margen oriental de la desembocadura del Río Ozama. Se le dio el nombre de Villa de Nueva Isabela. Este nombre a su vez fue más adelante cambiado por el de Santo Domingo. Acompañando a Cristóbal Colon fueron a América el cirujano maestre Alonso, vecino de Moguer, el doctor Diego Álvarez Chanca, el flebótomo Melchor, el maestre Juan, cirujano y el maestre Diego, boticario.

No se conocía en ese entonces el interior del cuerpo humano mucho más de lo que respectivamente se había logrado recorrer hasta entonces sobre la superficie de la tierra. Los océanos inexplorados oponían obstáculos enormes a toda empresa de agrandamiento geográfico hacia determinados rumbos y preocupaciones aferradas hasta el más profundo fanatismo hacían imposible a su vez cualquier descubrimiento anatómico que exigiese la más ligera inspección de restos humanos; así es que la tierra y el hombre venían a ser, asuntos de estudio razonado y sereno, motivos persistentes de alucinaciones tan ilusorias en su base como paralizadoras en sus efectos.

Prácticamente nada aportó la Medicina Indígena al progreso y la situación en España de la cirugía hasta mediados del siglo XVIII, tampoco permitía ningún adelanto. Los estudios médicos se caracterizaban por un aprendizaje anatómico deficiente y una carencia casi total de prácticas de cirugía y no se vinculaban de forma práctica junto al enfermo.

Estos médicos que vinieron con Colon habían estudiado con las obras de Galeno, Hosain, Hipócrates, Avicena, Villanueva (Miguel Servet) y Razhes y eran fieles a ellas con la fe del dogmatismo religioso. Sus estudios anatómicos eran deficientes pues sólo habían practicado contadas disecciones. Sus estudios teóricos en las cuatro cátedras de medicina y dos de anatomía y cirugía le habían robado el tiempo para asistir a las clínicas que aún se encontraban en pañales. Como clínico, conocía algo de anatomía patológica y sabía diagnosticar el garrotillo, la tos ferina, la sífilis, la lepra, la hidropesía, etc. Pudiéramos titular de investigación las observaciones de Diego Alvarez Chanca, en quien tenemos que identificar el iniciador de la investigación científica en América.

Álvarez Chanca no es enviado a explorar científicamente nuevas tierras, según con genial perspicacia se insinuaba en las interesantes palabras transcritas del Diario de Colón, ni a estudiar nuevas enfermedades, ni a descubrir remedios nuevos, sino a cuidar la salud de la colonia, con omisión de todo otro cometido. Buena demostración para este aserto nos ofrece la carta dirigida por los Reyes Católicos al expresado médico, y que dice: «*Nos habernos sabido que vos con el deseo que tenéis de nos servir, habéis voluntad de ir á las Indias, é porque en lo hacer nos serviréis é aprovechareis mucho á la salud de los que por nuestro mandato allá van por servicio nuestro, que lo pongáis en obra é vayáis con el nuestro Almirante de las dichas Indias.*»

Alvarez Chanca además de tener que atender al Almirante, quien enfermó gravemente mientras se encontraba descubriendo las vecindades de Puerto Rico, y tener que enfrentar la epidemia desarrollada durante la construcción de la Isabela; gracias a sus observaciones, inicia la investigación en América señalando sus diferencias y agregando descripciones de algunas plantas y animales de importancia económica, tendríamos que agregar algo de reconocimiento como pionero de la investigación médica y etnográfica corresponden a Don Diego Alvarez Chanca.

Con la llegada de los españoles al nuevo continente, se hizo necesaria la creación de centros sanitarios para atender a las tropas de los conquistadores, y de acuerdo a decisión de la corona española, para atender a pobres e indios. Es un hecho cierto que el primer hospital en el nuevo continente se edificó en nuestra ciudad, primada de América, Santo Domingo de Guzmán. Fray Nicolás de Ovando fue el fundador del Hospital de San Nicolás en el 1503.

Durante la administración pública de Nicolás de Ovando al hospital se le proveyó de ropería, botica, servicio para tísicos, sala para enfermas y sala de unciones, *"... donde ejercieron los primeros protomédicos. Trabajaron el licenciado Barrera y el doctor Sepúlveda...Años más tarde, Sepúlveda viajó a Perú y solicitó al rey Carlos V que lo nombraran "ad honorem" para hacer ungüentos y sangrías"*. Por otra parte, Nicolás de Ovando favoreció se ampliara la iglesia vecina.

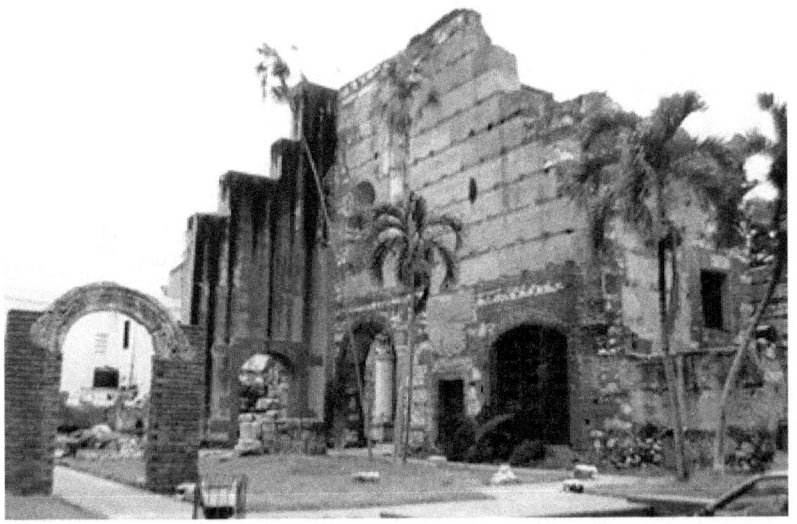

Ruinas de la iglesia y hospital San Nicolas de Barí (se conoció originalmente como Hospital de la Concepción), primer hospital e iglesia del nuevo mundo (1503).

A la población taína de Santo Domingo le fue muy mal bajo el gobierno colonial. El tamaño exacto de la población indígena de la isla en 1492 nunca ha sido determinado, pero observadores de la época dieron estimados que variaban desde varios miles hasta varios millones. El Padre Bartolomé de Las Casas estimaba 3 millones, lo que ciertamente es una exageración. En todo caso, hubo cientos de miles de indígenas en la isla.

Las labores forzadas, abusos, enfermedades contra las cuales los indios no tenían inmunidad, y el crecimiento de la población mestiza contribuyeron, todos a la eliminación del Taino y de su cultura. Ya para 1548 la población taína se había reducido a aproximadamente 500 personas, y en 1550 solamente 150 indios vivían en la isla. Las consecuencias de ello fueron profundas. La necesidad de nueva fuerza laboral para el cultivo creciente de la caña de azúcar obligó a la importación de esclavos africanos empezando en 1503. Ya para 1520, solamente se usaba la mano de obra de los esclavos africanos.

La Universidad Primada de América

Ya varios años antes de la desaparición de los taínos, Santo Domingo había perdido su posición de principal colonia española en el Nuevo Mundo. Su falta de riquezas minerales la condenaron al abandono por la Madre Patria, especialmente luego de la conquista de la Nueva España (México). En 1535, el Virreinato de Nueva España, que incluía México y el istmo de América Central, incorporó a Santo Domingo, cuya importancia siguió disminuyendo luego de la conquista del rico reino de los Incas en Perú.

A partir de las diversas escuelas existentes en París se originó en 1110 el primer *Studium Generale* del mundo cristiano, después universidad, al que siguieron en 1158 el de *Bologna*, el de *Oxford* en 1167 y el de *Cambridge* en 1209. Por fundación real, el primero fue el Estudio General de Salamanca creado en 1218 por Alfonso IX, rey de León, y confirmado como la cuarta universidad de la cristiandad por el papa Alejandro VI en 1254.

Le continuaron las universidades de Padua (1222), Nápoles (1224), Lisboa (1240), Siena (1246), Coimbra (1288) y Montpellier (1289). Las primeras universidades de Europa central fueron las de Praga (1347), Viena (1365), Erfurt (1379) y Heidelberg (1385).

Las órdenes religiosas jugaron un papel esencial en la llamada conquista espiritual del Nuevo Mundo. En pocos años, franciscanos, dominicos, agustinos y —desde fines del siglo XVI— jesuitas se expandieron por todo el territorio, organizando la conversión y doctrina de los indios, pero dirigidos desde los conventos provinciales, situados en las capitales políticas, como las audiencias y los obispados. En los grandes conventos, los frailes solían tener su propio *studium generale* para instruir a sus miembros en gramática, artes y teología. Por lo común, sus *studia* admitían a laicos y a clérigos seculares deseosos de estudiar, pero carecían de autoridad para graduar, al menos durante el siglo XVI.

Durante la época colonial funcionaron 13 audiencias reales en otras tantas ciudades. Las audiencias, tribunales reales colegiados, tenían la más alta responsabilidad judicial y gubernamental sobre cierto territorio. Por esto las presidía el oidor decano, el capitán general o el virrey, según la relevancia política de la plaza. Las audiencias fueron, pues, el vínculo de mayor jerarquía entre un gobierno local y el poder metropolitano.

Desde el segundo cuarto del siglo XVI, Santo Domingo y las circundantes islas caribes perdieron su inicial relevancia económica y política en favor del continente. Sin embargo, una real audiencia y un obispado se crearon ahí en 1511. Más tarde, en 1546, cuando las Indias se subdividieron en lo eclesiástico en tres arzobispados, uno tocó a la capital de la isla y los otros dos a los polos emergentes de México y Lima, por entonces los únicos virreinatos. Muy pronto, apenas los habitantes españoles de Santo Domingo, México y Lima creaban comunidades estables, con poderes civiles y eclesiásticos, solicitaron al rey la creación de universidades.

En 1509 llegaron los frailes Predicadores o Dominicos con la finalidad de cristianizar a los indios nativos, estos frailes tuvieron que dedicarse a la defensa de estos. Sabemos ya que en septiembre de 1516 había sido ordenado que hubiese maestrescuelas; que, más tarde, se dispuso *que el maestrescuela lea gramática a los hijos de vecinos o que ponga persona que a su costa la lea"*; que en marzo de 1523 se mandó que *"al que la leyere le den treinta reales de salario"*; y que en 1530, por indicación de Ramírez de Fuenleal, fue destinada la renta de una de las casas que habían sido compradas por los Padres Jerónimos, para el sostenimiento de un colegio en que estudiasen gramática los hijos de los naturales. Esta última ligera chispa de la lumbre del saber dio lugar a la primera Universidad de Santo Domingo, gracias a los sentimientos altruistas de Hernando Gorjón. Pero todo este deseo altruista nunca fue logrado por Gorjon.

Ya en 1510 se funda el primer monasterio, el de *Santo Domingo*, entre otras actividades una de las principales fue la enseñanza, así cada convento sostenía una escuela, la principal de Santo Domingo recibió el título de *Studium Generale* en 1538.

Fray Bernardino de Sahagún en su obra Historia General de las Cosas de La Nueva España, recopilación de códices y de conversaciones con informantes indígenas elaborada entre 1569 y 1582, la que nos refiere, que entre los antiguos mexicanos se consideraban como "centros mayores" a la parte superior de la cabeza, al corazón y al hígado. Se distinguía, anatómicamente, al cerebro (*cuanepantla, cuatextli o cuayollotli*) de sus envolturas, las meninges (*cuatexquimiliuhcayotl*).

Por aquellos mismos años se publicaba la obra anatómica de Vesalio, *De Humana Corporis Fabrica*, que inauguraba una nueva época para la anatomía, y pone de manifiesto la relación, no por •estar oculta menos importante, que iremos viendo entre los descubrimientos hechos sobre la superficie de la tierra y los que se obtenían ahondando en la exploración del cuerpo humano.

Una característica de la obra de Vesalio es que da una visión por planos, mecánica, de la Anatomía, haciendo una clara exposición directa y escueta de lo observado en el cadáver. Es importante resaltar lo descriptivo de su labor, nunca muestra gran preocupación por la función de lo estudiado. Sin embargo, sus afirmaciones revolucionan la Anatomía Humana tradicional invitando a hacer una profunda revisión de la doctrina galénica, no sin que ello le causase reacciones airadas de opositores, entre los que destaca su antiguo maestro en París, Silvio *(Castiglioni. 1943)*.

A cada continente nuevo corresponde un órgano por entonces descubierto; y a la instalación de cada colonia española, el esbozo de una función fisiológica surgiendo por entre las oscuridades de lo desconocido ante la labor paciente de los anatómicos europeos.

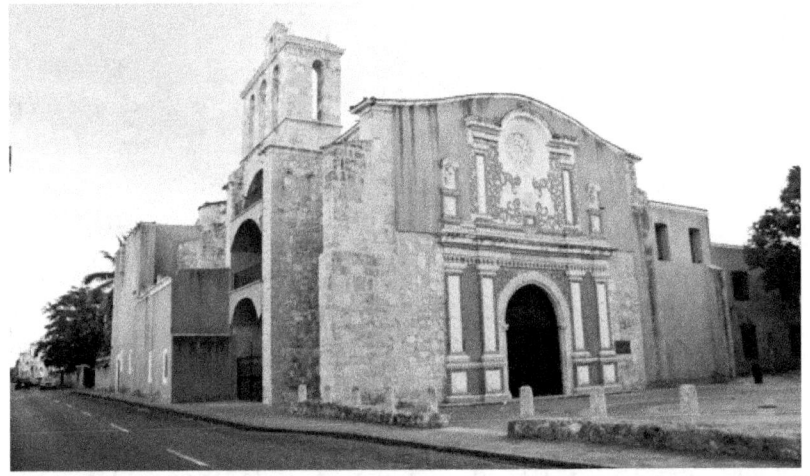

Convento de los Dominicos, en Santo Domingo. Aquí funcionó mediante bula papal la Universidad Santo Tomás de Aquino en 1538.

Recordemos que en la segunda mitad del siglo XIII se forman independientemente *facultas o facultades* como corporaciones de maestros de cada una de las disciplinas con sus estatutos, exámenes, etc., principalmente de filosofía (*philosophiam*), teología *(theologiam)*, jurisprudencia (*jurisperitam*) y medicina (*medicinam*).

La reunión de los maestros de las cuatro *Facultas* en una *Universitas* o institución de estudios generales o universales, es el primer paso que condujo a la formación de la universidad, la cual va a recibir orden de creación y estatutos administrativos como prerrogativas de papas y reyes.

En estos primeros momentos, hay que pensar que los únicos *estudios superiores* que podían existir en la isla eran los que las mismas órdenes religiosas allí establecidas mantenían para formar a sus novicios. En el caso de los dominicos, sabemos que en 1518 el Capítulo General aprobó la erección de un estudio solemne. Estudio que poco tiempo después sería elevado a la categoría de estudio general, y con los mismos derechos y privilegios que teníamos propios de Salamanca y Valladolid.

Es decir, que se le concedía la facultad para que la enseñanza y escolaridad del mismo pudieran considerarse de valor académico en la obtención de grados. Siendo así, obtenida la capacitación académica, a los graduandos conventuales tan sólo les quedarla desplazarse hasta las universidades que les permitiera graduarse; el inconveniente estribaba en que eran casi siete mil kilómetros los que habla que desplazarse para la colación de grados, alternativa sin duda impensable. En la española entonces había dos *Estudios Generales*: la de Las Indias y la de Santo Tomas de Aquino. Posteriormente el *Estudio General* Santo Tomas de Aquino se convirtió mediante solicitud al Papa Paulo III en Universidad de Santo Domingo, Primada de América, mediante la Bula *In Apostulatum Culmine* (hallada esta por el Padre Vicente Beltrán Heredia en los archivos del Vaticano) del 28 de octubre de 1538, fundada bajo el reinado de Carlos I de España y V de Alemania se cresa de esta manera la Universidad De Santo Domingo para que *"goce de todos y cada uno de los privilegios, indultos, inmunidades, exenciones, libertades, favores y gracias, que así en la universidad de Alcalá como en la de Salamanca, o en otra cualquiera de los dichos reinos de España …usan, tienen y gozan"*. Tituló médicos en 1532, seis años antes de que se otorgara el privilegio pontificio. Pero ya desde 1532 incorporó médicos el convento de la Orden fundadora sin haber recibido, aún, el privilegio pontificio.

En 1586 sucedió la invasión de la isla por el pirata Drake, acontecimiento que, aparte de suponer una interrupción en todas las actividades habituales y, por supuesto, académicas de la ciudad, al menos durante el mes que ocupó la plaza, trajo consigo la pérdida de la célebre bula *In Apostolatus Culmine*, lo que en el discurrir bibliográfico justificará la existencia de cantidad de trabajos defendiendo o dilapidando la primacía universitaria de Santo Domingo, tomando como base, entre otros argumentos, el de su propia existencia.

En Santo Domingo la Medicina solamente se establecerían sus estudios después de la independencia de España. Aunque en La Española no hubo propiamente enseñanza de la medicina, aun cuando hubo universidad desde un principio, ya en 1525 la universidad de México enseñaba la medicina. La carrera de médico se consideraba indigna y los hidalgos americanos no hallaban atractivos estos estudios. Esta situación común en toda América hace que la medicina sea tardíamente reconocida y estudiada. En la universidad Santo Tomas de Aquino solo un catedrático se encargaba de la docencia en medicina, esto se prolongó hasta que fue establecida la universidad en la segunda Era Española en el siglo XVIII.

En Nueva España o México, conquistado por Hernán Cortés (1518-1521), inició el virrey Antonio de Mendoza las gestiones para crear una Universidad; y por fin, el emperador Carlos V dispuso su fundación, a virtud de una Real Cédula de 21 de septiembre de 1551. Su fábrica no se concluyó hasta principios del siglo XVII, pero ya se habían establecido en ellas las cátedras de Prima y Vísperas de Medicina en 1578 a las que se agregaron en 1621, la de Método Medendi, Anatomía y Cirugía con las de Astronomía o meteorología.

Por otro lado (y esto es, quizá, más importante), las disecciones llevadas a cabo en el Hospital de Naturales en 1576 no tienen nada que ver con la enseñanza universitaria de la medicina; son más bien autopsias y la finalidad de las mismas es, sin duda, establecer la causa de la muerte. Una práctica que se hallaba bastante extendida en diversas ciudades del arco mediterráneo noroccidental (Francia y las penínsulas itálica e ibérica) desde el siglo XIII, como mínimo. De hecho, en la misma Nueva España hay documentadas autopsias mucho antes de 1576. Por ejemplo, hay constancia de que las practicaba Bartolomé de Nabira, anatomista y boticario, activo en el Hospital Real de San José de Gracia, en Querétaro, en los años de 1540.

Si tuviésemos que atenernos a la institucionalización de la disección anatómica como parte del currículo universitario, habría que esperar a 1639, cuando la Universidad de México recogió en sus Nuevos Estatutos la obligación de enseñar anatomía mediante la disección de cadáveres cada cuatro meses.

Los estudios de medicina en la universidad se reducían a la lectura por dos años de los libros de Galeno con la parte titulada, *De Usurpiatum,* y en los otros dos últimos se aprendía la *Cirugía* de Guido. Como no existían anfiteatros, la disección se hacía en el Hospital de los Naturales, por espacio de varios meses siendo el cirujano Don Andrés de Villavicencio uno de los más distinguidos.

Hacia 1550 o 1553 se gradúa de medico un ciudadano apellidado Pineda en la universidad Santo Tomas de Aquino, aunque este hecho aparentemente cierto no se tienen noticias de que esta labor continuara, hasta el siglo XVII en que se menciona al Dr. Fernando Diez de Leyba nativo de Toledo quien se incorpora como profesor de medicina de Universidad Santo Tomas de Aquino en 1687, a este se le atribuye el primer escrito médico de la Española probablemente impreso en Madrid en 1682 antes de su llegada a la isla con el título: *Antiaxiomas Morales, Médicos Philosoficos y Políticos.*

En España del siglo XVII los malos gobernantes, la intolerancia política, el fanatismo religioso y otros factores, ocasionaron constantes guerras que destruyeron el comercio, disminuyeron el número de barcos y arruinaron la hacienda nacional, factores todos reflejados en las colonias españolas americanas con disminución de su desarrollo y sus grandes dificultades en el intercambio cultural.

Por tanto, el gobierno de las Américas era desastroso y hasta la misma nación española fue víctima del mal manejo de sus Reyes y favoritos, especialmente en tiempo del degenerado Carlos II con su torpe e imprudente camarilla. Desamparados los campos nacionales, desatendidas las fábricas y empobrecida la nación, quedaron abandonadas las universidades, los mares sin escuadras, el ejército sin disciplina, la industria en manos extranjeras y las tierras de labor amenazadas constantemente por bandoleros y maleantes. Todo esto ocurría en la Península en el preciso momento que se había iniciado en otras naciones más progresistas el período llamado de *Renacimiento,* tan estudiado y alabado por todos los historiadores.

La filosofía y las ciencias decayeron, se cauteló la observancia de la fe católica, la Inquisición actuó con severidad. España se aisló del resto de Europa, el comercio decayó. Las disposiciones de la corona prohibían a los españoles y americanos estudiar en universidades fuera de las del Reino, y a los extranjeros, establecerse en los dominios de España, salvo con un permiso, que costaba una fortuna.

Los hospitales americanos surgieron con características semejantes a las de los nosocomios europeos de la edad media y al mismo tiempo con rasgos de las ideas más avanzadas de su época. El 29 de diciembre de 1503 se inauguró en Santo Domingo –la puerta de América–el Hospital de San Nicolás de Bari, primer nosocomio americano, fundado por el gobernador fraile Nicolás de Ovando de la orden militar de Alcántara. Fue restaurado en 1519 y reedificado en 1552, llegando a tener capacidad para cincuenta enfermos. Obtuvo también, en 1541, la filiación con el archihospital romano de *Santo Spirito*.

Se sabe que Méndez Nieto era portugués, nacido en la ciudad fronteriza de Miranda do Douro hacia 1531. Empezó a estudiar muy joven: *"fui ymbiado de mis padres a la Universidad de Salamanca de hedad de ocho años"*, y estuvo allí cuando mucho hasta 1559 incluyendo su práctica de un año o cosa así en Arévalo, o más seguramente en Astudillo. estudia medicina y, según los Archivos de la Universidad, su presencia es segura en esa Facultad por lo menos desde 1554 hasta 1557, aunque no llego a obtener el título de licenciado. Sabemos, por un documento coetáneo, que Méndez llegó a Santo Domingo en el navío *"San Salvador"*, el 26 de enero de 1562 con su esposa Marta y su criada Francisca. Méndez nos dice varias veces que su intención verdadera era pasar a Nueva España para hacer efectiva una cobranza de quince mil pesos de minas de un deudo suyo fallecido allá, que estaban en el arca de los difuntos de Jalisco, pero parece que el dinero había sido remitido ya a la metrópoli y Méndez se acomodó en Santo Domingo y allí se quedó ocho años, en realidad algo más de siete, ejerciendo su profesión y disputando con todos los médicos de la ciudad, no en vano ya en el propio siglo XVI el cronista Gonzalo Fernández de Oviedo advirtió que la mayoría de los médicos y cirujanos que arribaban a Santo Domingo olvidaban sus títulos acaso *"porque nunca los tuvieran"*. Méndez afirma en su libro que abandonó a Santo Domingo (probablemente en febrero de 1569) llamado por su amigo Alonso Arias de Herrera, que había sido Presidente de la Audiencia de la Española y que en 1566 pasó a presidir la de Panamá, pero para obtener el permiso de salida (expedido el 1 de febrero de 1569).

En 1687 se creó la Facultad de Medicina. La enseñanza de la

medicina en sus inicios no fue continua, ya que corría la misma suerte que las Universidades, que debido a la pobreza del país funcionaban de manera irregular. La enseñanza de la medicina en el periodo colonial (hasta el siglo XIX), era de forma personal, teórica y libresca. Los médicos que fueron notables en esta época (siglo XVII y primer tercio del XVIII) fueron disminuyendo a causa de la despoblación y el descubrimiento de tierra firme. Este periodo hasta 1700 fue un periodo de mucha pobreza. Para esta época no existían los cirujanos, siendo los barberos los que realizaban las sangrías.

La juventud de la colonia, se fue tras los estudios de filosofía, teología y derecho, con la decadencia notable de la medicina. Además, existía aún un abismo insondable entre la Medicina y la Cirugía: de noble extirpe la primera, plebeya la segunda, ni se auxiliaban ni se complementaban. En los dominios de la primera, no penetraba el discutible arte, *"que enseña a curar con operación manual las enfermedades del cuerpo humano"*.

Luego vendría la dominación francesa en 1713 donde solamente se le enseñaba medicina a los cirujanos franceses que aquí residían, este fue uno de los peores periodos para la parte quisqueyana, ya que todos los esfuerzos de los franceses se centraban en suelo haitiano, en la parte oriental de la isla no habían médicos sino solamente barberos, la colonia Española de Santo Domingo, contrario a la parte francesa entro en un profundo periodo de decadencia y miseria, como producto del poco desarrollo de España, el abandono de la colonia por la búsqueda de las riquezas de tierras firmes y conflictos internacionales europeos , entre otras causas.

En las universidades hispano-americanas hubo igual interés que en las de España por la enseñanza de la Anatomía y en México se realizaron disecciones desde el siglo XVI que luego se hicieron extensivas a todas las cátedras de anatomía hispano-americanas y filipinas. Se leyeron en ellas los textos anatómicos de Vesalius, Heister, Winslow y en especial los del madrileño Martínez. Hubo anfiteatros anatómicos y la asistencia a las disecciones era obligatoria para todos los estudiantes y todos los catedráticos, y sus ausencias castigadas con elevadas penas. En algunos lugares como Guatemala y La Habana se utilizaron modelos de cera y de *Papier-mâché,* como los utilizados en Pirenze o París.

Es indudable que una ignorancia muy grande caracterizaba, en pleno siglo XVIII, al cuerpo médico del virreinato, y ningún hecho más lógico que esa ignorancia, si se recuerda, antes de calificarla duramente, las condiciones en las cuales se formaron los médicos y cirujanos peruanos : la falta de un centro de enseñanza y de maestros preparados para realizarla y aún el egoísmo de prácticos mediocres que, engreídos por triunfos baratos en la práctica civil, contemplando en cada discípulo un probable rival, quizá no caracterizaron sus enseñanzas por la lealtad que debe inspirar toda trasmisión de conocimientos.

Con posterioridad sabemos que existieron las cátedras de Prima, Vísperas, Anatomía y Cirugía. En 1795 la parte española de la isla de Santo Domingo pasó a dominio francés y después fue invadida por tropas haitianas. En 1810 volvió a tener enseñanza médica al cuidado del catedrático Antonio María Pineda y Ayala, pero la ocupación haitiana entre 1822 y 1844 impidió el progreso de la enseñanza universitaria. A finales del siglo XIX, curiosamente, en las Facultades de La Habana y Manila, restos del viejo imperio colonial español, se estudiaba con más interés si cabe que en la propia metrópoli la Histología y la Anatomía Patológica, aunque no es conocido que esto ocurriera en Santo Domingo.

En los estatutos de entonces exigían la exposición de la cátedra de medicina y que *"se use el libro de Avicena y para la de anatomía el libro de Galeno ad Glancomen"* ya para 1751 con las nuevas reformas se usaba en anatomía el *Libro Anatómico* de Vesalio. Más tarde en este mismo siglo XVIII, Francisco Pujols oriundo de Cádiz, España entra a la Universidad Santo Tomas de Aquino como catedrático en 1768 y este hace alusión a los textos que deberían usarse, aconsejando que se use el libro de Hipócrates para la cátedra de medicina y para las de anatomía se descartara la obra de Galeno y se siguiera la del anatomista español Pedro Martín Martínez (1684-1734) quien en 1728 publicó su obra: *Anatomía Completa del Hombre… y muchas advertencias necesarias para la cirugía…*, se conocieron ocho ediciones a lo largo del siglo XVIII. Constituye un resumen del conocimiento anatómico de la época, pero sin aportaciones originales.

De Martín Martínez diremos que además de filósofo, uno de los médicos más ilustrados del siglo XVII, uno de los iniciadores de la renovación de la Medicina en España y uno de los primeros en manifestar su disconformidad con el modo de realizar su enseñanza. Catedrático de Anatomía, dio impulso a la Cirugía con sus disecciones y al considerar la importancia que tiene el conocimiento anatómico para el cirujano, era tal su pasión por el estudio de la anatomía, que personalmente hacía numerosas disecciones en el anfiteatro del Hospital general de Madrid, a las que asistió alguna vez el rey, para convencerse de la ciencia de Martínez. Fue el que renovó la medicina en España, practicando el método experimental, declarando inútil la lógica artificial en las ciencias médicas; en sus obras prepondera el criterio ecléctico. Debido a su relación con la Corte, ya que era médico de Felipe V, se vio influido por las corrientes culturales europeas lo que se manifiesta en sus escritos que poseen un carácter renovador. La última edición de Benito Cano, aparecida en Madrid en 1788, aún se manejaba en los primeros años del siglo XIX.

En otras colonias como en Colombia la enseñanza de la anatomía fue iniciada por Miguel de Isla quien ejerció la cátedra de anatomía y cirugía desde 1802, no obstante, el escogido para tal fin era el cirujano de Barcelona, el doctor Honorato de Villa. Para la cátedra de cirugía se seguía el texto del cirujano alemán Heister y para la enseñanza de las técnicas operatorias en los cadáveres se basaban en el texto de Gorter. Esta comprendía la práctica en cadáveres en el Hospital una vez por semana durante los primeros cinco meses, además, los estudiantes se dedicaban a las técnicas operatorias en el cadáver y en algunos hospitalizados. Bajo la dirección del cirujano del Hospital, poco a poco adquirían habilidad y destreza quirúrgica. *(Cortés, S., s.f.)*

Veamos la cronología de los acontecimientos que llevaron a la creación de la Universidad de Santo Domingo. 2 junio 1731 el ayuntamiento de Santo Domingo estudia cómo resolver la ausencia de medico graduados al momento los barberos ejercen la cirugía. El 22 febrero 1734, el Rey Felipe V nombra médico de la ciudad al Dr. Manuel Herrera Díaz de Acero que en 1743 dirige los cursos de medicina de la Universidad de Santo Tomas y en 1751 los estatutos de la Universidad de Santo Tomas determinan requisitos y textos para los tres grados en medicina. El 27 Julio de 1795, José Antonio Bernal y Muñoz se convierte en el primer dominicano quien a los veinte años obtiene el grado de bachiller en medicina, enseñó anatomía en la Universidad de la Habana, Cuba donde escribió varias obras según consigna Dollero (1916); falleció en 1853. El 2 agosto 1797 muere en Santo Domingo el Dr. Manuel Carmona primer protomedico Siglo XIX.

El devenir histórico de la hoy Universidad Autónoma de Santo Domingo (UASD), está indisolublemente ligada a los acontecimientos del país. Los más relevantes obstáculos y vicisitudes que ha padecido la República Dominicana desde la época colonial se han reflejado en nuestra más alta casa de estudios superiores. En 1801 como consecuencia de la ocupación haitiana al país, la universidad interrumpió su funcionamiento por que los Dominicos que regenteaban la universidad abandonaron la colonia.

En 1801 más específicamente el 24 agosto, al ocupar Francia la parte

Española de la isla desaparece la Real y Pontificia Universidad de Santo Tomas. Manuel María Fuentes es nombrado boticario del real hospital de San Nicolás 5 de Julio de 1814, para el 11 de septiembre Fernando II suprime el protomedicato pero lo restablece brevemente en 1820. El 21 de diciembre el gobierno colonial español restablece la Universidad de Santo Tomas y se nombra rector al Dr. José Núñez de Cáceres, abriendo sus puertas el 6 enero de 1815 y la catedra de medicina estaba a cargo del isleño Dr. Antonio María Pineda (1781-1852). Durante sus siete años de existencia asisten 19 estudiantes 11 nativos y 8 extranjeros.

Cuando ocurrió la ocupación haitiana y se cerraron las universidades de la isla, el preparamiento de los médicos consistía en aprender tácticas de otros médicos y luego ejercerlas. También si venían de una familia con mucho dinero tenías la facilidad de ser enviado a Europa y luego venir a ejercer la medicina en el país.

Luego de un periodo de invasión haitiana, se restaura la Universidad Santo Tomas de Aquino mediante auto de Capitán General en diciembre de 1814, seis años después de la reconquista, se instaló una *Cátedra De Prima* de medicina por el Dr. Antonio María Pineda Ayala (1781-?), al parecer las condiciones económicas de la isla y la universidad no permitieron que la docencia continuara, entre 1818 al 1826 se usaba la anatomía de Bichat y Lacaba. Este libro: *Curso Completo de Anatomía del Cuerpo Humano* (1796), de los españoles Ignacio Lacaba y Vila (1745-1814) y Jaime Bonells (médico de los duques de Alba), el primero fue encargado de disección y luego como Catedrático de Anatomía de la Universidad de Complutense, este libro fue el que más aceptación tenía en este periodo en toda América, es una obra de un valor científico muy superior a las anteriores. Según López Piñero, esta obra de 5 tomos, fue elaborado teniendo como base un exhaustivo conocimiento de la literatura europea sobre el tema (Winslow, Desault, Haller, John Hunter y Felix Vicq d'Azyr). Se introdujo una novedad con respecto a las obras anteriores de anatomía, siguiendo exclusivamente un criterio morfológico. En este tratado viene descrita la técnica de la realización de las figuras en cera. Todas, o la mayor parte de ellas, están todavía en el museo adscrito al Departamento de Anatomía y Embriología Humana de la Universidad de Complutense.

Hasta este periodo la enseñanza de la anatomía siempre fue teórica y en algunos casos no había estudios especiales de anatomía como ya se realizaban en otras universidades del continente.

Con la ocupación haitiana (1822-1844) se redujo la instrucción pública y solo había en la isla escuelas elementales y la universidad fue cerrada definitivamente como habíamos mencionado en 1822, el Dr. José Ramón Bobadilla fue el último profesor y sustituto de Pineda Ayala, estos datos obtenidos en el *Almanach* donde figura: *Dr. José Ramón Bobadilla, Professeur de Medicine a l'Universite de Saint Domingue.*

En relación con el desarrollo de la cirugía en Colombia por ejemplo vale la pena transcribir lo que en sus memorias nos relata el cronista santafereño, don Pedro María Ibáñez, doctor en medicina y secretario que fue de la sociedad de medicina y ciencias naturales: "*Si el estudio de las ciencias médicas fue descuidado durante el tiempo de la Colonia, el de la medicina operatoria fue completamente desconocido. Este importante ramo de las ciencias médicas era practicado empíricamente por los barberos y algunos curanderos de la raza indígena, pues los que se titulaban médicos, o lo eran en realidad, juzgaban desdoroso y humillante el ejercicio de la cirugía*".

En 1852 el congreso emitió cátedras para que fueran utilizadas en las universidades de medicina. El presidente Báez se formó en Paris y ejerció estas leyes. Pero, debido a la falta de comunicación, falta de personal docente y condiciones de preparación, estas cátedras no llegaron a implementarse. Esto limito aún más al personal médico para que solo aprendiera empíricamente las cosas de salud.

El 19 de Julio del 1869, el padre Francisco Billini abre la casa de beneficencia San Vicente de Paul dirigida por el Dr. José Ramón Luna (1869-1874). El presidente Báez establece en el seminario conciliar una catedra de medicina bajo la dirección del venezolano Dr. Manuel María Duran. El curso se abre con 21 estudiantes. Ya para el 14 septiembre 1874 se gradúan los primeros ocho médicos del programa de cinco años del seminario Santo Tomas. Varios de ellos continúan sus estudios en Francia. El primero en doctorarse en medicina en París ese año es Alejandro Llenas Julia Santiago.

En el periodo de 1880 a 1884 se funda el instituto Profesional de Santo Domingo del cual, basándose en las características de una escuela normal, se impartían cátedras de medicina. Se graduaban pocos médicos al año. El 31 diciembre de 1866 se establece el instituto profesional obra de José Gabriel García y Emiliano Tejera. El 16 noviembre 1914 el gobierno provisional del Dr. Ramón Báez convierte por decreto al antiguo instituto Profesional en Universidad de Santo Domingo.

En España, el prometedor renacer de la ciencia médica del siglo XVIII, reflejado en el saber anatómico por tratados como los de Manuel de Porras (1716) y la ya mencionada obra de Martín Martínez o los estudios de Antonio de Gimbernat (1793) y que culminó con el tratado de Bonells y Lacaba (1796-1800), fue truncado durante el periodo de la Guerra de la Independencia y del reinado de Fernando VII, caracterizado este por su cerrada actitud ideológica. A partir del reinado de Isabel II, es decir en la etapa intermedia, mejoraron las condiciones lo que permitió la aparición de un tratado anatómico como el de Lorenzo Boscasa (1787-1857), titulado *Tratado de Anatomía general y descriptiva* (1837), constituyéndose como el mejor texto español de anatomía de la primera mitad del siglo XIX, en la vanguardia de la ciencia europea, texto importante y enfocado fundamentalmente a la docencia técnica y al aprendizaje y con valiosas aportaciones a la terminología morfológica en castellano.

Esta etapa fue seguida por un activo periodo en el que destacaron anatomistas tan importantes como Juan Fourquet Muñoz (1807-1865), murió mientras preparaba un tratado de anatomía descriptiva basado en su experiencia personal. Su trabajo fue recogido por su discípulo y gran anatomista Julián Calleja Sánchez (1836-1907), Marcos Viñals Rubio (1812-1895), Rafael Martínez de Molina (1816-1888), o Pedro González de Velasco (1815-1882).

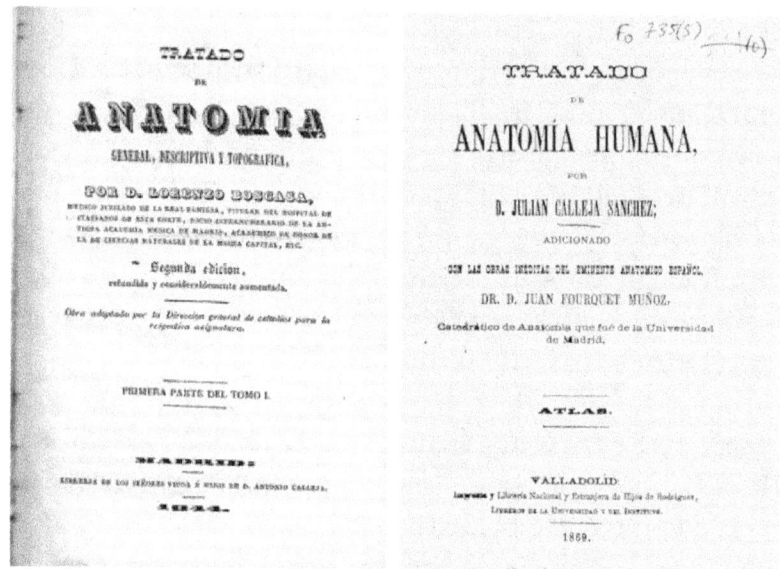

Frontispicio del libro de Julian Boscaza y Juan Fourquet Muñoz

A principios del siglo XIX los textos que se usaban en América eran de Baltazar Althelme Richerand (1779-1840) discípulo de Pierre-Joseph Desault y mentor de Jules Germain Cloquet, rival del eminente Dupuytren. Cuando Dupuytren quiso ver a uno de sus mayores enemigos, el Dr. Richerand, injusto y tenaz crítico de toda su vida que le había perseguido siempre sin piedad. No sabemos qué le diría, pero lo cierto es que Richerand se echó en sus brazos y los dos lloraron en silencio. En un minuto había tenido lugar la reconciliación.

CAPITULO 3

LA UNIVERSIDAD EN LA REPUBLICA

"No conozco ningún hecho más alentador
que la incuestionable capacidad del hombre
por dignificar sus vidas por medio del esfuerzo consciente".
Henri David Thoreau (1817-1862)

Luego de la independencia dominicana en 1844, y hasta el 1852 se dictaron las primeras cátedras de medicina en el Hospital Militar (antiguo San Nicolas de Bari), pero en 1853 se cerró de nuevo la cátedra de Medicina, tras muchas luchas internas es que en el año de 1852 se crea un colegio en el cual estaba la carrera de ciencias médicas incluidas en la universidad Santo Tomas de Aquino, el presidente de entonces Buenaventura Báez nombra como preceptor del Colegio Nacional al Dr. Manuel Mª. Valverde quien se encargaría de todas las clases de la enseñanza médica y primer profesor de medicina de la nueva república.

En 1859 la Universidad Santo Tomas de Aquino, que había sido cerrada durante la ocupación haitiana se restableció. Más tarde en

1859 esta actividad cesa por las múltiples luchas internas y externas. Se crea entonces en 1866 por el entonces presidente Gral. José Mª Cabral y Báez un centro de estudios superiores llamado Instituto Profesional (1866-1891), eran profesores entonces de medicina y cirugía; el Dr. Manuel Duran, Dr. Pedro A. Delgado, y Pedro M. Piñeiro; para el 26 de octubre de 1874 se gradúan los primeros médicos del seminario conciliar Santo Tomas de Aquino. El Instituto Profesional fue cerrado desde 1891 hasta el 1895.

En el último cuarto de siglo XIX la medicina dominicana tuvo su inspiración en la Escuela Francesa, Francia se convirtió para los criollos y ciudadanos de la nueva República independiente en fuente de primera mano para la búsqueda de modelos de organización económica y política, de esquemas ideológicos, de proyectos científicos y tecnológicos y de arquetipos para la creación artística. También Inglaterra cumplió en buena parte este papel, pero este hecho se debió más al creciente poderío económico y político que ese país iba adquiriendo en el contexto internacional del siglo XIX. Lo de Francia, como solía decirse en el siglo pasado, obedecía más a una cuestión de "raza", cuyo prestigio alcanzado por los médicos de Francia se sentía en todo el mundo, y muchos fueron a este país para ampliar sus conocimientos.

A principio de siglo al decir del Dr. Moscoso Puello, la cirugía continuaba practicándose en el país por cirujanos extranjeros. La opinión publica era reacia a otorgar su confianza a los pocos médicos dominicanos que practicaban las primeras operaciones de cirugía mayor que se había realizado a la fecha. Este estado de desconfianza que manifestaba la opinión pública y que era alimentado por profesionales médicos que consideraban todavía extremadamente arriesgadas las operaciones practicadas en el país, motivo que se realizara un éxodo de pacientes a la vecina isla de Puerto Rico y a Europa, de los pacientes que requerían intervenciones de relativa importancia

Atendiendo a esta situación el Dr. Juan José Llenas y Julia (1844-1902) fue el primero en graduarse en Francia, publicó un trabajo sobre el descubrimiento de una cráneo de un indio ciguayo en Santo Domingo en 1891 a instancias probablemente del jefe del *Musee Nationale D´Histoire Naturelle* el antropólogo francés Jean Louis Armand de Quatrefages de Breau (1810-1892), este último antes de irse el Dr. Llenas de Francia, le dijo *"el mejor regalo que le haría a este museo sería el cráneo del indio de su país".*

Los nombres de Bouchard, Trosseau, Widal, Farabeub, Guyon, Laennec eran los que se oían hablar por los profesores en la década del 1880, tal era la cosa que al Dr. Juan Fco. Alfonseca quien vino de Paris firmaba sus recetas como Alfonseca de Paris y la gente llego a creer que *"De París"* era su apellido y lo llamaban Alfonseca De París.

En cuanto a la enseñanza de la cirugía dental el presidente Ulises Heureaux (Lilís) promulgo la Ley General de Estudios el 26 de junio de 1899, además de las ya existentes Facultades de Derecho Civil, Medicina y Cirugía, Farmacia y Matemáticas, crea los cursos de Obstetricia, Notario y Cirugía Dental, donde en el 2do año de Cirugía Dental se impartía la materia de anatomía.

A pesar de la tentativa de enseñanza de la anatomía en animales y uno que otro cadáver por el Dr. Brenes, la enseñanza de esta asignatura de un modo sistemático y obligatorio no se estableció en la republica hasta el siglo XX cuando se inauguró el Instituto Anatómico por el Dr. Octavio del Pozo (1925). Anterior a esto seguía siendo teórica la enseñanza de la anatomía con lo revelara el Dr. Francisco Henríquez y Carvajal (1859-1935)[1] .

---

[1] *Francisco Henríquez y Carvajal nació en Santo Domingo, después de estudiar extensamente en su tierra natal, a partir de 1887 se mudó a París durante cuatro años donde obtuvo un doctorado en Medicina en la Universidad de París. Regresó a República Dominicana donde ejerció la medicina y la enseñó. Fue el 46avo presidente de la República Dominicana.*

El Instituto de Anatomía estuvo funcionando hasta 1930 cuando el ciclón de San Zenón arrasó con la ciudad de Santo Domingo -*estaba situado a final de la calle el conde y lindaba este edificio por la parte posterior con el antiguo hospital militar, de donde se proveía de cadáveres* - y volvió a funcionar hasta el 1937 el que por orden de Trujillo es restaurado *(Publicaciones de la Universidad Autónoma de Santo Domingo, 1940)*.

Durante el principio de siglo XX se publican escasas obras de anatomía de autores españoles. En cambio, aparecen traducciones de importantes tratados escritos por anatómicos franceses y alemanes. Así mismo, son abundantes las publicaciones sobre embriología.

Y al mismo tiempo empiezan a llegar al país los dominicanos egresados de Francia y con ellos los libros como la anatomía de Le Fort, Sappey y el publicado por la Salvat, el *Tratado de Anatomía Humana* (1887) de Jean Leo Testut Deynat (1849-1925), Jefe de Trabajos Anatómicos en la Facultad de Medicina de Burdeos (1878-84) y profesor de anatomía de Lyon, publicada en cuatro volúmenes, se le considera uno de los tratados de anatomía humana más completos y con una ilustración muy detallada, la mayor parte de ellas a colores dibujadas por G. Devy y S. Duprey, esta obra fue premiada por la Academia de Ciencias con el premio *"Montyon"* en 1911 y por la Academia de Medicina con el premio *"Saintour"* en 1912.; y también aparecía la traducción (1910) por Corominas-Sabater, miembro correspondiente de la Real Academia de la Medicina de Barcelona y Antonio Riera Villaret, director de trabajos anatómicos de la facultad de medicina de Barcelona. La obra, reeditada varias veces y revisada posteriormente por André Latarjet (1877-1947) y Octave Jacob (1867-1928), constituyó la referencia obligada para los estudiantes de anatomía durante más de medio siglo.

Bajo su sombra apareció el *Compendio de Anatomía Descriptiva* (1921) de Leo Testut y Andre Latarjet. La decimotercera edición se publicó en

Barcelona por Salvat en un volumen en cuarto. También publicó el *Tratado de Anatomía Topográfica con aplicaciones médico-quirúrgicas* de Testut y Jacob (1905) -en dos volúmenes- y el *Compendio de Anatomía Topográfica con aplicaciones médico-quirúrgicas* también de Testut y Jacob (un volumen en cuarto de 496 páginas) profesor de anatomía quirúrgica del hospital militar *Val-de-Grâce*.

En anatomía quirúrgica se usaba el libro de Paul Jules Tillaux (1834-1904), Profesor de medicina operatoria y Presidente de *l'Académie de Médecine*. Parece desde su internado en la anatomía. Impartió cursos de diagnóstico quirúrgico, patología externa, historia de cirugía en la Escuela de Práctica de la Facultad de Medicina de París. Director del anfiteatro de anatomía de *"Clamart"* en París; y conocido por el triángulo suboccipital (de Tillaux), limitado abajo por el músculo oblicuo superior (mayor) de la cabeza, lateralmente por el músculo oblicuo inferior (menor) y medialmente por el músculo recto posterior mayor y en el fondo del cual está la arteria vertebral. Su libro *Traité d´Anatomie Topographique* (1875), y probablemente muy usado en los países hispanoparlantes, la traducción al español por J. Corominas y Sabater en dos volúmenes; se usaba además la fisiología de Beclard e histología de Ramón y Cajal.

El Doctor Pedro Piñeyro Boscán (1820-1889) nacido en Santo Domingo en la que tuvo una infancia marcada por las vicisitudes políticas de aquella época, particularmente la invasión haitiana, que limitó todos los estudios y mantuvo cerrada la Universidad. Luego de la Independencia Nacional se convirtió en alumno del Dr. Manuel María Valverde. Hacia 1852, tras superar los exámenes impartidos por El Juro Médico, consiguió su título de Licenciado en Medicina, con la consiguiente autorización para ejercer la medicina. Fue profesor del Instituto Profesional, fundado por Monseñor Meriño, y entre sus alumnos, tuvo a los hijos de su profesor el Dr. Valverde. También formó a médicos como el Dr. Alfonseca y el Dr. Brenes.

A principios del siglo XX, gracias al crecimiento económico experimentado por el país, que precisaba de mano de obra calificada, y debido al incremento de la población secundaria, especialmente en la clase media urbana y rural, el rector del Instituto Profesional, Dr. Ramón Báez Lavastida –a su vez presidente provisional de la República-, decide trasformar legalmente el 16 de noviembre del 1914 aquel centro de formación en la Universidad de Santo Domingo. De acuerdo con Mejía-Ricart (2003: 6) este *"cambio de status significó poco en el orden práctico para la Universidad y el país, con excepción de que se inició la expedición de títulos de Doctor en Medicina y Derecho, en lugar de la Licenciatura, y se organizó nuevamente una Facultad de Filosofía y Letras. Las otras Facultades se denominaron Derecho y Ciencias Políticas, Medicina y Ciencias Naturales, Farmacia y Ciencias Químicas y Ciencias Físicas y Matemáticas".*

Para el 1926-1927 apareció la Anatomía Humana, Descriptiva y Topográfica de Henri Rouvière. Los tres volúmenes en cuarto, fueron editados por Bailly-Bailliere en Madrid y traducidos por el prestigioso anatómico Ramón López Nieto.

El Dr. Ramón Báez, nacido en Puerto Rico, era hijo del General Buenaventura Báez, estudio en Francia el bachillerato y la licenciatura en medicina, más tarde se graduó de doctor en medicina en 1894, luego en 1895 cuando regresa a Santo Domingo fue llamado a ocupar la cátedra de anatomía descriptiva, obstetricia, clínica quirúrgica y física medica del Instituto Profesional en 1896, llegando a ser Rector de este en 1908 hasta el 1924 cuando fue sustituido por el Dr. Octavio del Pozo.

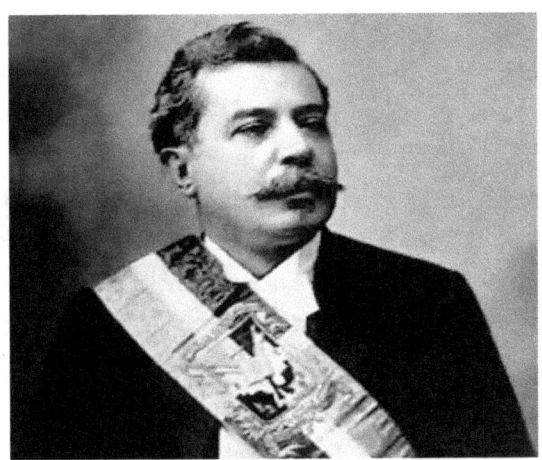

Dr. Ramón Báez Machado (1887-1926)

Tiene el honor, que siendo Presidente provisional de la Republica transformó el Instituto Profesional creado en fecha 31 de diciembre de 1866, en Universidad de Santo Domingo mediante decreto del 16 de noviembre de 1914, más tarde en el 1916 la Universidad fue cerrada hasta 1924 por la intervención americana, y es considerado Padre de la obstetricia moderna en nuestro país *(Miranda, 1960)*.

Recibió condecoraciones de distintas naciones entre ellas, la de Caballero de la Legión de Honor de la República Francesa. De él dijo el Doctor Read Barreras *"dejo un rastro luminoso que es como un resplandor ejemplarizador, para los hombres que hacer de su vida un apostolado del bien y la cultura"* *(Miranda, 1960)*.

En 1914 eran profesores de la facultad de medicina de la universidad de santo domingo los doctores Ramón Báez Machado, Octavio Del Pozo, Salvador B. Gautier, Fernando Defilló, Rodolfo Cosciu y Fiallo Cabral

Dr. Octavio del Pozo (1868-1948) erecto como una palmera de carácter recto, inquieto y activo según Miranda (1960), fue ayudante de cirugía en Santiago de los Caballeros del Dr. Pedro Dobal, famoso cirujano cubano, regresó de Francia en 1898 luego de estudiar medicina nuevamente (pues se había graduado de medicina en el 1891) y con el doctorado en medicina, destacándose más como clínico que como cirujano, ocupó la Rectoría de la Universidad de Santo Domingo (1924-26) desde donde creó el Instituto de Anatomía en el 1925 *(Alfau, 2001)* lugar donde enseña anatomía, disección, anatomía quirúrgica y topográfica, suya es la gloria de haber sido el primero en introducir las clases prácticas para complementar el sistema teórico que siempre se había seguido en la Facultad de Medicina para la época. *"Los estudiantes de medicina y odontología estaban en el deber de asistir todos los días laborables durante dos horas cuando menos a ejecutar trabajos sobre el cadáver" (Miranda, 1960).* Con mucha iniciativa y talento, fue pionero en la fundación de un centro médico privado en Santo Domingo e introductor de la enseñanza clínica en el hospital Padre Billini. Llegó a ser además director del Hospital Militar.

Octavio del Pozo nació en Santo Domingo en 1868, hijo de Luis Del Pozo y María de la Cruz Vicioso, ingresó al Instituto Profesional en donde recibió su título de licenciado en Medicina y Cirugía en 1891 y se graduó de doctor en Medicina en París, Francia, en 1898 con una tesis sobre *"La Artritis Gotosa".* A su regreso al país se incorporó de inmediato a la práctica y pronto su capacidad y su estricto código de conducta moral le granjearon el respeto de pacientes y ciudadanos, por lo que fue nombrado presidente del Juro Médico en el 1900.

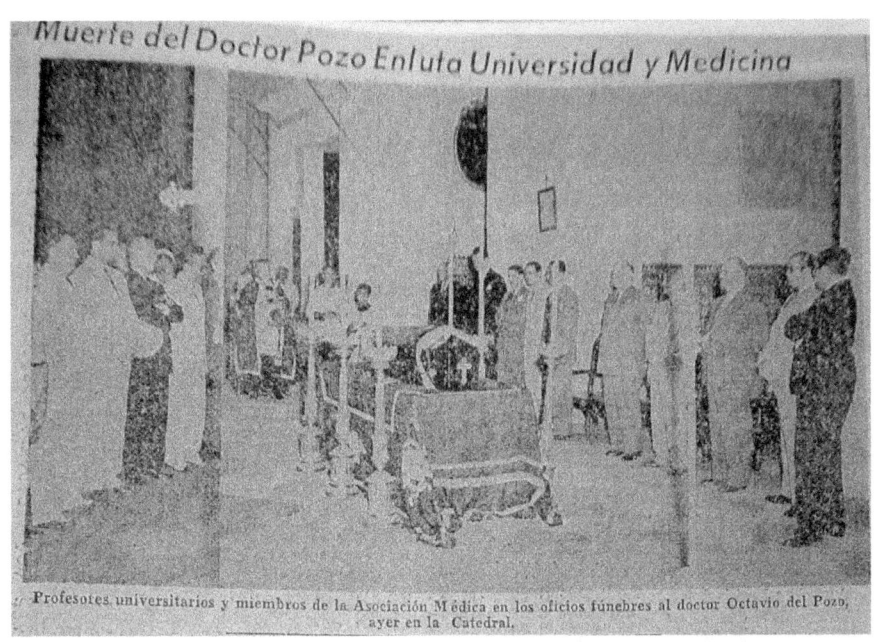

Reseña del fallecimiento del Dr. Octavio del Pozo, 1948. Fuente: Stern, 2015.

La inspección que llevó a cabo en 1901 fue exhaustiva y mostró la realidad de la situación de salud del país. Esto le motivó animadversiones y críticas, pero siguió adelante con sus ideas y posturas. En 1905 es nombrado catedrático de Clínica Médica del Instituto Profesional y dos meses después, director del Hospital Militar. Solicita que se le autorice a dar clases simultáneamente con su trabajo como director, lo que contribuyó significativamente a la mejoría de las condiciones de la enseñanza de la Medicina. Falleció en el año 1948. En su panegírico, el doctor Gilberto Gómez dijo: *"Amó la medicina por sobre todas las cosas y a ella consagró su vida".* Sólo una calle de la ciudad de Santo Domingo recuerda la vida de este extraordinario médico y profesor de la República Dominicana.

Dr. Rafael Alardo Gimbernard compartió su vida profesional entre Francia y Republica Dominicana. Nació en Santo Domingo en 1866 y fue enviado a estudiar a Francia con tan solo 16 años. Se inscribió en la Facultad de Medicina de la Universidad de Paris en donde se graduó con Honores y su tesis recibió Mención de Honor. Por razones de salud de sus padres vino varias veces al país a finales del siglo XIX y principios del XX. Pero decidió ejercer en Francia en la villa de Epone, cerca de Paris. Era un hombre de trato exquisito en lo profesional y en lo personal y ejerció como Prefecto de Policía en aquella localidad. Era un médico con fino olfato y gran capacidad clínica. En uno de sus viajes al país, le realizo una uretrotomía al Presidente Ulises Heureaux a principios del Siglo XX fue representante de la Republica Dominicana en múltiples congresos internacionales en temas como la Tuberculosis o el control de Plagas como las ratas. También nos representó en un congreso internacional de Higiene y Demografía. Se sentaban en esos años las bases de la Medicina Moderna que hoy conocemos. En 1926, viudo, decide regresar a nuestro país y es nombrado Sub Director del Hospital Nacional y más adelante Director de ese Hospital. El Hospital Nacional había sido el antiguo Hospital Militar y era en esos años el principal centro de Salud de la ciudad de Santo Domingo. Como amante de los estudios y de la ciencia pronto se convirtió en Catedrático de la Universidad de Santo Domingo en las materias de Anatomía Topográfica y Patología Medica.

Tenía un gran empeño en que los estudiantes de medicina dominicanos conocieran y absorbieran los métodos de la Medicina Clínica Francesa, sin duda la más importante de esos años. Fue un gran maestro y el mayor homenaje lo recibió con los logros de sus discípulos entre los que citamos a los doctores: Felix Goico, Miguel Canela, Rafael Miranda, Lorenzo Pellerano o el Manuel Robiou. Fue de los primeros en mostrar la importancia del estudio de la Semiología Medica, esto es, los signos y síntomas de las enfermedades. Se le veía con frecuencia rodeado de estudiantes en los parques de la ciudad, que acudían espontáneamente a escuchar al maestro dar lecciones de medicina y explicar casos interesantes. El Hospital Nacional bajo su Dirección tuvo una época de gran esplendor en la ciudad. En una edición especial de la Revista Blanco y

Negro del 1926 se refiere a este Hospital de esta forma: *"Mucho ha mejorado el servicio de este establecimiento desde que desligado de lo militar cambiando su denominación de Hospital Militar a Hospital Nacional. Actualmente dirige esta elevada institución de salud el Dr. Rafael Alardo, un laureado de la Escuela Médica de Paris, y junto a él, el joven y talentoso Dr. Miguel Pardo, encargado de la Sección de Cirugía. Con ambos facultativos funciona un personal eficiente, que se desvela por el éxito de la causa Medica Dominicana"*. Además, el Hospital Nacional era un Hospital Universitario, en donde acudían a realizar prácticas los estudiantes de la Universidad de Santo Domingo.

El 21 de noviembre de 1933, se incorporó al claustro de la Universidad de Santo Domingo como docente de la Facultad de Medicina donde impartió las materias de Fisiología, Anatomía Topográfica y Patología Quirúrgica. Enseñó a sus estudiantes a realizar el diagnóstico de enfermedades según la clínica y teniendo como base el examen físico de los pacientes.

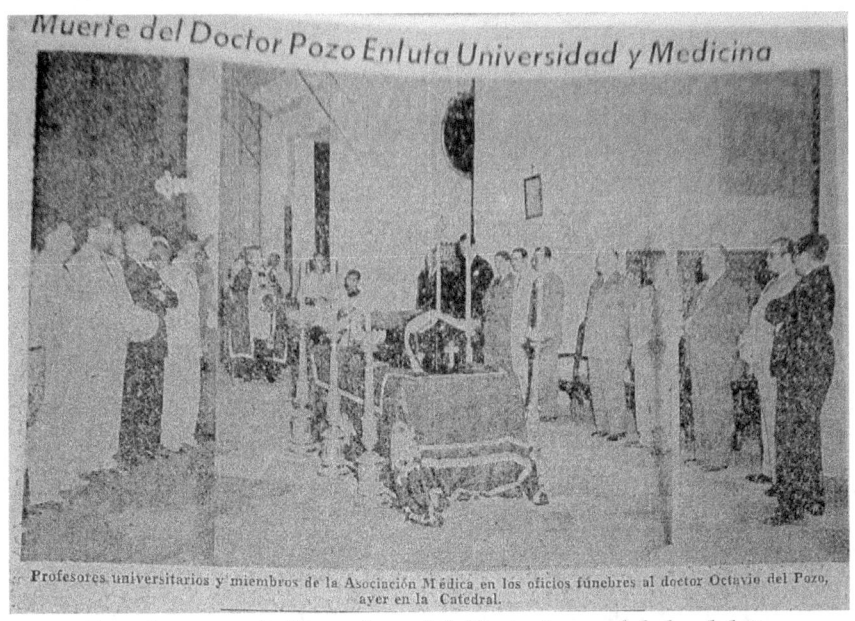

Reseña en periodico sobre el fallecimiento del dr. del Pozo.

Tuvo una muy activa labor investigadora, publicó numerosos artículos científicos en revistas dominicanas y extranjeras, y dictó conferencias sobre sífilis, tuberculosis, rayos X, manejo apropiado de los hospitales, la cruz roja y la historia de la medicina dominicana, entre otros temas.

Médico, científico, educador y narrador dominicano. Hijo de Juan Elías Moscoso Rodríguez y Sinforosa Puello, nació en la capital dominicana, Santo Domingo, el 26 de marzo de 1885; lo que lo convertiría en valioso observador del cambio de siglo de este país caribeño, plasmándolo posteriormente en varias de sus obras de ficción.

Cursó sus estudios primarios y secundarios, graduándose en 1907 de la Escuela de Bachilleres de Santo Domingo en la que obtuvo el bachillerato en Ciencias y Letras. Luego fue alumno del Instituto Profesional donde estudió medicina y se graduó en 1910 excelentes resultados, con la tesis *"Karioclasmetosis linfática y su importancia en la biología normal y patológica".* Frente al jurado de los prestigiosos doctores Ramón Báez, Rodolfo Coiscou y Salvador B. Gautier. Esta tesis tuvo el mérito de haber sido desarrollada e investigada dentro del Santo Domingo, en una época que se acostumbraba a estudiar en el extranjero. Causó admiración entre sus conciudadanos el hecho de que se rehusara a continuar estudios en el exterior y que solo saliera del país por motivos recreativos, como el mismo declaró sobre su viaje a París años más tarde.

Era un reconocido autodidacta y un insaciable lector. Como un recién egresado, necesitado de mejorar sus condiciones económicas salió de la capital hacia la provincia de San Pedro de Macorís en la se desempeñó exitosamente como Director del Hospital San Antonio.
En 1911 fue nombrado presidente del Comité Organizador del Primer Congreso Médico Dominicano. En 1916 creó la Clínica de Macorís en la que introdujo el uso de los Rayos X, y donde aplicó su

uso como herramienta de diagnóstico. Bajo su conducción se hicieron en este centro las primeras radiografías de estómago, de aparato urinario, incluso pielografías, broncografías, colecistografías, entre otras, lo que le adjudica el mérito a este galeno de haber sido innovador en esta rama de la medicina en su país.

Realizó además las primeras raquianestesias, apendicetomías e histerectomías con anestesia. Durante estos años intentó sin éxito entrar en el lucrativo mundo económico que representaba el cultivo de la caña de azúcar. Decidió entonces regresar a Santo Domingo para asumir el cargo de director del Hospital Internacional.

Al fallecer su esposa Lidia Balaguer de Moscoso, se convirtió en una persona introvertida. Luego de una corta enfermedad, falleció el 20 de enero de 1959, a los 74 años, sin haber dejado su puesto de dirección, pese a las presiones para su jubilación.

Para la historiografía dominicana y universal legó una obra trascendental, *Apuntes para la Historia de la Medicina de la Isla de Santo Domingo,* que sería publicada póstumamente tras haber sido concluida por los doctores Manuel Mañón y Vetilio Alfau; publicada en 1977 y reeditada en seis tomos de 1983 a 1985. A ésta, la última de sus obras le dedicó veinte años de trabajo con la colaboración de su esposa. El Dr. Moscoso ha sido calificado de médico distinguido, de novelista brillante, notable cirujano, docente y autodidacta incansable.

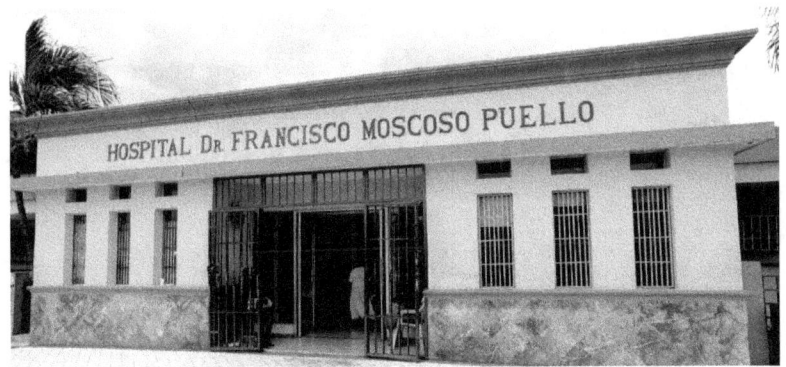

Braulio Rafael Alardo y Gimbernard nacido en Santo Domingo en 1964, se graduó de medicina en Paris, asistente de Dufour en el hospital Bruosseau a su regreso fue profesor de anatomía topográfica y patología interna. A principio de la década del 1930, influido por la situación en que vivía el país, ya sometido a la dictadura de Trujillo, regresa a Francia en donde comparte mucho con el Dr. Heriberto Pieter en los años 1935 al 1936. Muriendo en París en 1937. El Dr. Alardo marco una importante influencia en nuestra medicina.

En el terreno cultural, uno de los feudos preferidos por Trujillo fue la Universidad de Santo Domingo (USD), cuyos funcionarios eran designados personalmente por él, quien para ejercer el cargo de rector escogía a profesionales con buena preparación académica y comprobada competencia profesional, casi siempre autores de obras de renombre. Para el 1959 se forma el Instituto de Anatomía con la ley 5130 y su nueva edificación.

Una persona bien conocida por su vasta ilustración lo fue Julio Ernesto Lyon. Se había graduado de Cirujano Dentista de la New York University con exequatur dominicano de 1901. El Dr. Lyon fue entre 1914-24 director de la Escuela Dental y se encargaba de la catedra de anatomía especial de la cabeza, patología quirúrgica de los maxilares y elementos de anatomía y nociones de embriología.

En 1912 se graduó de medicina, llegando a ser presidente de la Cruz Roja Dominicana (1940). La Sociedad Odontología Dominicana instituyo un premio en su nombre en la década de 1950. Es el ideólogo y miembro fundador de Asociación Dental Dominicana (1926) *—actualmente el Colegio Dominicano de Odontólogos- con 81 profesionales en ese momento-*.

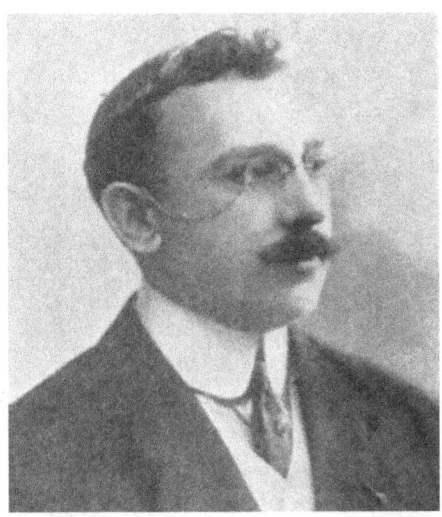

Julio Ernesto Lyon Carmona (1875-1942).

Tenía a su cargo en la Facultad de Odontología las cátedras siguientes: Anatomía, Fisiología, Patología Quirúrgica de la boca, Auscultación y Percusión y Dentística Operatoria. Es innecesario ponderar la capacidad de este profesor. El Dr. Julio Ernesto Lyon y Carmona, muere en Ciudad Trujillo, su ciudad natal en 1943. La Universidad de Santo Domingo le rinde homenaje al cadáver del meritorio profesor.

A principios del siglo XX en la Universidad de Santo Domingo (hoy Autónoma) también ejercía la docencia el Dr. Antonio Elías Emuldesi (1887-1974) nacido en Matanzas, Cuba en 1887, sus padres emigraron y se asentaron en San Pedro de Macorís, era de descendencia árabe, al terminar el bachillerato en Santo Domingo se gradua de licenciado en medicina y cirugía en el Instituto Profesional en 1910, su tesis fue apadrinada por el Dr. Octavio Del Pozo.

Emuldesi fue un cirujano consagrado, recibió el doctorado en medicina en Paris en 1918 con la tesis titulada: *Separación de los Incisivos Mediales Superiores: Distrofia Heredosifilítica*, trabajo en hospitales franceses como el *Hospital Saint Antoine* y asistente del cirujano de fama mundial Víctor Pauchet (1869-1936) en el *Hospital Marie*

Lannelongue quien al de regresar de Paris en 1918 y deseoso de brindar sus conocimiento se hizo cargo del Instituto de Anatomía en el 1924 donde enseño anatomía, disección, y medicina operatoria, como dice Rafael Miranda en su libro "dotado de gran gentileza trataba a los estudiantes como verdadero compañeros sin alterarse... con su natural bondad atraía a su lado a todos los discípulos de Hipócrates". Ya en Santo Domingo en 1920 se establece, este gran cirujano se dedicó a la cirugía y entre las cirugías que realiza podemos reseñar están las antrotomías de senos mastoides y paranasales, así como las traqueostomías.

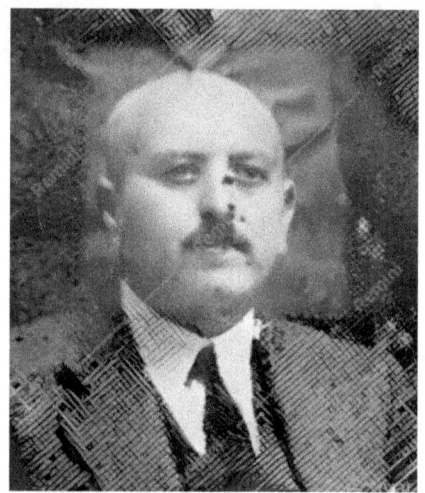

Antonio Elías Elmúdesi Latouf (1887-1974).

Llegó también a ser Decano de la Facultad de Medicina (1933-35), despidiéndose de la cátedra con el honroso título de *Profesor Emérito*. Citando nueva vez a Miranda se refiere a él con estas palabras *"...como ha sido modesto, tal vez no haya conquistado la fama rutilante que otros han adquirido, pero conociendo su labor es inaplazable la alabanza para colocarlo en el sitial de honor en donde brillan nuestras primeras figuras científicas".*

Debido a la guerra de independencia en Cuba sus padres emigraron a

Santo Domingo. Ingreso al Instituto Profesional en el 1903 y se graduó de Licenciado en Medicina y Cirugía en el 1910. Su tesis para la Licenciatura fue apadrinada por el Dr. Octavio del Pozo y su tema fue *"Consideraciones Generales acerca de la Uniciniarasis en Santo Domingo"*. Ejerció la Profesión en Santo Domingo por un par de años y se marcha a Paris a realizar su Doctorado.

El inicio de la Primera Guerra Mundial le obligo a marcharse a Barcelona, en donde ejerció por dos años para luego regresar a Paris y presentar su tesis en 1918 para el grado de Doctor en Medicina con el título *"De la separación de los incisivos medianos superiores, distrofia heredosifilítica"*.

En Paris estudió junto al Profesor Curet y realizo estudios de Cirugía General y Ginecológica. Estudio en los Hospitales *"Saint Antonine"* y *"Marie Lannelongue"* junto al eminente cirujano francés Profesor Ricard. En 1919 se trasladó a New York en donde estudio en el "Columbia Médica Center". En 1933 fue Decano de Medicina de la Universidad de Santo Domingo y uno de los miembros de la comisión de reforma de la Legislación Sanitaria en 1935. En esa ciudad norteamericana realizó cursos de Técnica Quirúrgica y de Cirugía Abdominal. A su regreso al país con grandes ansias de aportar sus conocimientos adquiere la Clínica que el Dr. Francisco Rivero había fundado en el 1916.

Esa Clínica estaba situada en la calle Arzobispo Nouel fue equipada con los más modernos equipos de la época. Contaba con la novedad del Autoclave, de los instrumentos modernos, un quirófano bien ambientado, habitaciones con mobiliario traído de Europa y Estados Unidos. La Clínica pasó a llamarse *Clínica Elmúdesi* y en los primeros cuatro años de funcionamiento se convirtió en el centro de referencia de las cirugías de urgencia de una buena parte de la ciudad y de algunas comunidades aledañas.

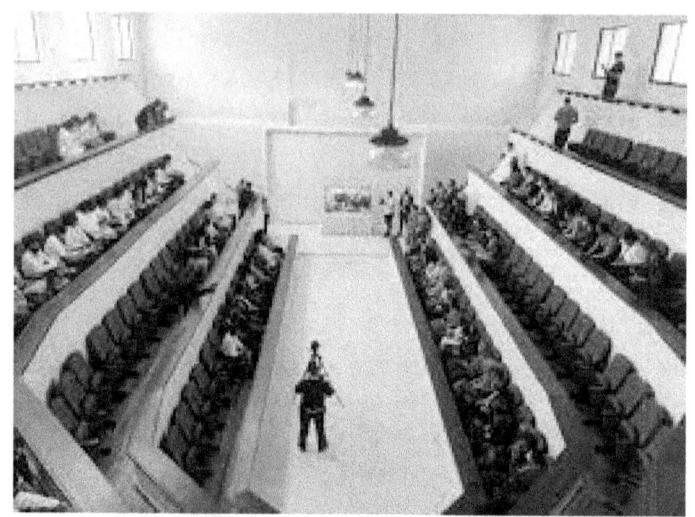

El remozado Anfiteatro del Instituto Anatómico de la Universidad Autónoma de Santo Domingo (2020).

También inicio la labor formativa al ocupar la cátedra de anatomía primero y de semiología y patología quirúrgica después en la Universidad de Santo Domingo. Tenía como su ayudante al Dr. Héctor Read en sus primeros años, pero luego llegaría el Dr. Arturo Damirón, quien estuvo cinco años a su lado formándose como cirujano y luego sería uno de los más importantes cirujanos del S. XX.

En su clínica, el Dr. Elmúdesi fue de los precursores de la moderna cirugía general y de la cirugía ginecológica. En su clínica se realizaban los más variados procedimientos que la cirugía ofrecía en ese entonces, tales como cirugía de hernias, de vesícula biliar, amputaciones, nefrectomías, prostatectomías, cirugías de mama etc. Operaba a los pacientes pudientes y no pudientes, ya que cobraba solo los gastos de internamiento a los que no podían pagar más. Su prestigio fue creciendo y fue Presidente de la Asociación Médica Dominicana en el periodo 1930 al 1931.

En 1933 fue Decano de Medicina de la Universidad de Santo Domingo y uno de los miembros de la comisión de reforma de la Legislación Sanitaria en 1935. También fue parte fundamental de la reforma del Pensum Universitario en ese mismo año. El 19 de septiembre del 1958 recibió el título de Profesor Meritísimo de la Universidad de Santo Domingo. En 1972 fue nombrado Académico Meritorio de la Academia Dominicana de Medicina. El Dr. Antonio Zaglul al referirse al Dr. Elmúdesi, su tío, refería *"era un enamorado de su profesión y servía de ejemplo a los demás. El médico ideal que yo soñaba lo encarnaba mi tío Antonio. Fue faro y luz en mi carrera profesional"*. Tras una larga y ejemplar vida, falleció en Santo Domingo en el 1974 con 86 años.

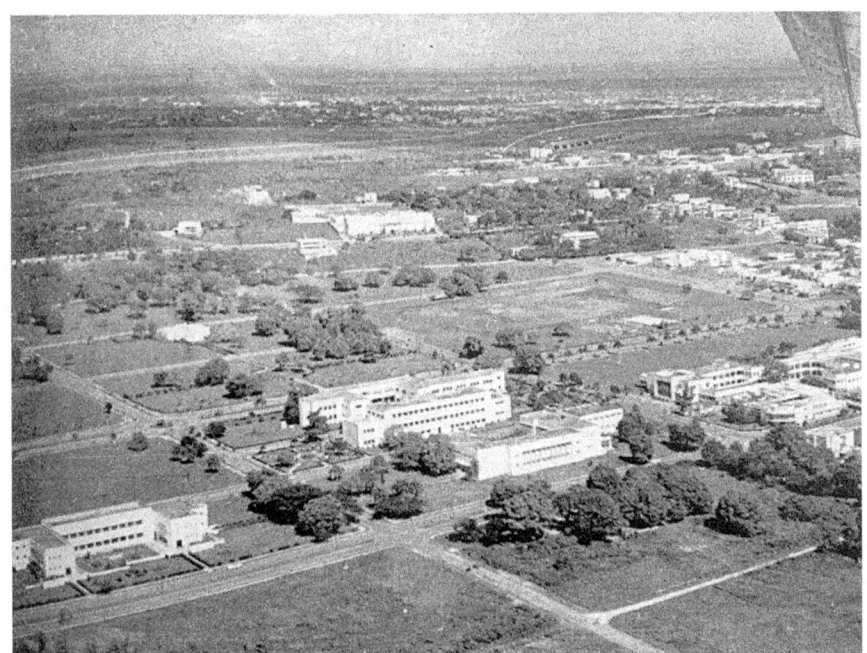

Foto Aérea de la Ciudad Universitaria, en el centro debajo El Instituto Anatómico de la Universidad de Santo Domingo, 1957.

La Universidad Autónoma de Santo Domingo del 1916 al 1924 nueva vez cierra sus puertas a causa de la intervención norteamericana.

Mencionaremos algunos Profesores de profesores que dedicaron gran parte de su tiempo a la docencia de la anatomía como el Dr. Francisco Benzo después de su retorno de Paris en 1928 quien fue jefe de cirugía del Hospital Padre Billini (1929), donde dejo sabias enseñanzas a sus discípulos.

Francisco Ernesto Benzo Chalas nacido en San Pedro de Macorís. Obtuvo el título de Doctor en Medicina en París, luego de su regreso fue nombrado médico residente del Hospital Padre Billini (1928), encargándose de su servicio quirúrgico. A la muerte del doctor Ramón Báez (1929) el servicio de Cirugía pasó a su responsabilidad, realizando una actividad meritoria hasta alcanzar merecida fama de ser de los primeros cirujanos dominicanos. En su trayectoria profesional se desempeñó como director del Hospital Padre Billini y como Secretario de Estado de Sanidad y Beneficencia (1938-1940). En el ámbito docente cabe destacar que fue profesor de la Facultad de Medicina de la Universidad de Santo Domingo durante 27 años.

Ingresó mediante concurso de oposición en 1932, impartió cátedra de las siguientes asignaturas: Clínica quirúrgicas, Terapéutica Médica, Medicina Operatoria, Urología, Técnica Quirúrgica y Terapéutica Quirúrgica. Se jubiló en 1959.

Era médico personal del generalísimo Rafael L. Trujillo, quien en 1940 fue afectado por un ántrax en el cuello. Varios médicos nacionales y extranjeros fueron consultados. Joaquín Balaguer refiere que tras la opinión del Dr. Pedro Castillo, eminente médico cubano, de que el tirano debía ser operado, el doctor Benzo Chalas discrepó del criterio del especialista y externó tímidamente su opinión en los siguientes términos: *"No me siento en disposición de operar a un muerto".* Finalmente, Trujillo fue operado con éxito por el Dr. Darío Contreras, a la vez que el Dr. Benzo caía en desgracia con el régimen dictatorial, siendo destituido del cargo de Secretario de Estado de Sanidad y Beneficencia. El 9 de agosto de 1940 el periódico La

Nación daba cuenta en su primera plana de que el Dr. Benzo había sido detenido. Se le acusó de "malversación de fondos" mientras dirigía el Hospital Padre Billini". Se le encerró en la Fortaleza Ozama y se le destituyó de una cátedra en la Facultad de Medicina de la Universidad de Santo Domingo. Varios años después, el Dr. Benzo volvió a la Cátedra en la Facultad de Medicina; al momento de retirarse le fue conferido el título de Profesor Meritísimo.

El Dr. Félix María Goico (1904-1994) quien era el prototipo del cirujano nato, estudio medicina en la Universidad De Santo Domingo y luego se fue a París presentado su tesis de 1932, *Les techniques de la colectomie pour cancer* (N° 211), recibiendo con esto el doctorado en medicina, realizó labores anatómicas con el Prof. Henri Rouviere, según Miranda (1960) *"su habilidad manual y su dedicación al estudio de la anatomía le dieron fama de primer anatomista dominicano".*

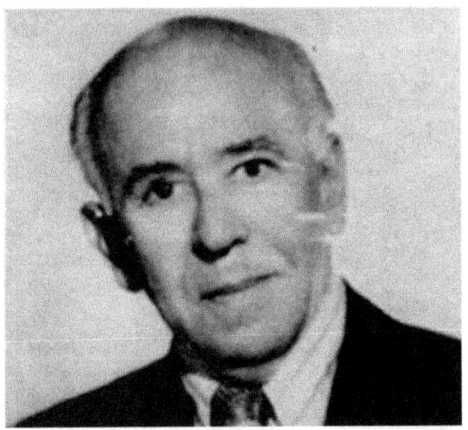

Doctor Félix María Goico Evangelista (1904-1996). Fuente (Sterm, 2013)

Llegó a ocupar el cargo de Director del Instituto de Anatomía de la Universidad de Santo Domingo entre las décadas del 1940 al 50 y fungió como jefe del servicio de cirugía del Hospital Salvador B. Gautier hasta la década del 80, según Miranda *"domina la cirugía general y se puede decir que conoce a perfección hasta el más recóndito rincón del organismo humano, de ahí que pueda penetrar en cualquier región anatómica con una maestría que a veces llega a ser asombrosa"*, puso en alto el nombre de la patria al conquistar honores en el Colegio de Cirujanos de Paris, la sala de cirugía del hospital Salvador B. Gautier lleva su nombre.

Hijo de los esposos Federico C. Goico y Julia Evangelista. Nació en la ciudad de El Seybo el 27 de marzo de 1904. Fue el quinto de nueve hermanos, de los cuales ocho eran varones. Inició los estudios primarios a los cinco años en una escuelita de la profesora Alicia Castro. También fueron sus primeros profesores León Beras y Domingo Moreno Jiménez, el afamado poeta fundador del Postumismo.

A los diez años se traslada a Santo Domingo e ingresa al Colegio Santo Tomás, que dirigían Parmenio Troncoso de la Concha y Bienvenido García Montebruno. Realizó los estudios secundarios en la Escuela de Bachilleres bajo la dirección de Osvaldo García de la Concha, donde se graduó en 1922.

En el mismo año ingresa a la Facultad de Medicina de la Universidad de Santo Domingo y se gradúa, como estudiante libre, de Licenciado en Medicina y Cirugía en enero de 1927.

Tres meses más tarde parte a Francia, se inscribe en la Universidad de La Sorbona y obtiene el título de Doctor en Medicina en 1932. Presenta como Tesis *"Técnica de colectomía por cáncer"*, que mereció premio medalla de plata. En París fue instructor de Anatomía del Instituto Clamart por seis años, donde hizo estudios de disección e investigación en cadáveres, junto al profesor Hovelacque. Luego de su graduación permaneció tres años trabajando voluntario como cirujano en el *Hospital Saint Antoine*, bajo la orientación de los profesores Lapoirete y Lejars.

Les techniques de la colectomie pour cancer. Félix-M. Goico (1932. — Les techniques de colectomies ressortissent à trois grandes méthodes pouvant s'exécuter avec ou sans anus préliminaire, suivant que le malade se présente ou non en état d'occlusion complète.

I. *La colectomie intrapéritonéale en un temps*, méthode idéale, est la plus meurtrière de toutes les colectomies quand on l'applique sans discrimination des cas. Son utilisation doit être réservée aux tumeurs mobiles et à des malades résistants, à condition que le segment intestinal supérieur, qui servira à la réparation, soit en parfait état et s'approche sans traction du segment inférieur. On ne rencontre des cas favorables à cette méthode qu'au niveau du côlon droit; la colectomie idéale, d'emblée, sous forme d'hémicolectomie droite, avec réparation par iléo-transversostomie, de préférence latéro-latérale (suture plus sûre). Dans les cancers de la partie moyenne du transverse, de son segment gauche et de l'angle hépatique, la colectomie segmentaire économique pourra trouver quelques indications.

II. *La colectomie intrapéritonéale en deux temps*, un peu moins grave que la précédente, n'a qu'une indication formelle : tumeur adhérente compliquée de cellulite inflammatoire périnéoplasique. La mise au repos de la tumeur par exclusion première atténuera la gravité de la résection secondaire. Cette méthode comporte deux types d'opérations : *a*) pour les cancers droits, iléo-transversostomie suivie d'hémicolectomie droite; *b*) pour les cancers gauches, iléo-segmoïdostomie, puis colectomie subtotale (indication exceptionnelle que l'hémicolectomie droite).

III. *La colectomie extrapéritonéale en deux temps*, méthode de choix de certains cas particuliers. Chez les malades en état de stase plus ou moins complète, l'extériorisation est contre-indiquée. Comme pour les autres méthodes d'extirpation, on assurera, d'abord, l'évacuation de l'intestin par une colostomie. L'inflammation périnéoplasique, soit sous forme de péricolite, avec abcès ou de péricolite chronique, sans suppuration, est une autre contre-indication à l'extériorisation d'emblée. Il faut faire une dérivation externe préalable et différer la colectomie. La mortalité de l'extériorisation tend vers zéro quand on l'applique à des malades encore résistants et à des tumeurs mobiles. L'extériorisation est suivie, après exérèse de la tumeur, de rétablissement facile de la continuité colique grâce à : 1º l'application de l'entérotome de Dupuytren; 2º la fermeture secondaire intrapéritonéale. La seule critique de l'extériorisation est l'exérèse parcimonieuse du mésentère et de son ter-

ritoire lymphatique. Cependant, les statistiques montrent la rareté de l'extension lymphatique au delà du premier relai ganglionnaire. La difficulté de l'extériorisation est très inégale suivant la mobilité spontanée ou provoquée (décollement colopariétal) du mésocolon. L'anse sigmoïde, siège du plus grand nombre de néoplasmes coliques, est le lieu d'élection de cette méthode en deux temps par extériorisation.

Resumen de la tesis del Dr. Goico, tomado del Bulletin général de

En diciembre de 1934 regresa a la Patria y comienza su ejercicio profesional a través de los siguientes cargos: - Médico cirujano del Hospital "Padre Billini", 1935-1955. - Médico voluntario (sin remuneración) en el Hospital Juan Pablo Pina, San Cristóbal, 1955-1959. - Médico director del Hospital William Morgan (hoy Hospital Dr. Luís E. Aybar), 1949-1959. - Jefe de los Servicios de Cirugía del Hospital Dr. Salvador B. Gautier desde 1951, posición que ocupó hasta su jubilación. - Fundador de la Clínica Dr. Goico, en la calle Mercedes de la zona colonial de Santo Domingo, 1945.

La carrera académica la inicia el 4 de enero de 1935 como profesor de Anatomía y Clínica Quirúrgica en la Universidad de Santo Domingo, la cual mantuvo durante 45 años ininterrumpidos hasta su jubilación en 1980. El doctor Zaglul y doctor Goico fueron los únicos profesores titulares de la Facultad de Ciencias Médicas que se mantuvieron en la Universidad cuando se produjo el Movimiento Renovador Universitario (1965).

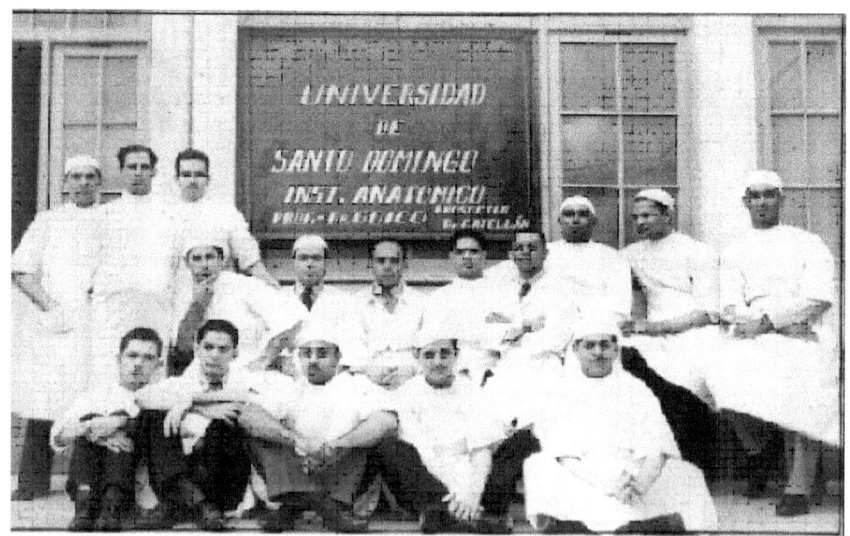

Estudiantes frente al Instituto Anatómico, donde se lee: Profesor: Dr. Goico; Prosector: Dr. Capellán (1940), sentados en el medio. Stern 2016.

El doctor Goico dominaba los idiomas, español, francés e inglés. Participó en numerosos congresos nacionales e internacionales. Fue vocal del Congreso Médico Dominicano de 1935; presentó el trabajo *"Simpatectomía Periarterial en Las Afecciones Del Miembro Inferior"*, el cual mereció mención honorífica. También fue vocal del Congreso Médico del Centenario (1944) y su trabajo *"Técnica de Gastrectomía por úlcera duodenal"*.

Lindaba este edificio por la parte posterior con el antiguo Hospital Militar, de donde se proveía de cadáveres.

Este edificio fué casi destruido por el Ciclón del 3 de septiembre del 1930; y quedaron por consiguiente suspendidas sus labores hasta el año 1937, en el cual fue reconstruído por disposición del Generalísimo Dr. Trujillo Molina.

Consta el Instituto de Anatomía de los siguientes departamentos:

I) Un salón de entrada en el cual está la oficina del Catedrático Prosector.

II) Un salón de disección, en cuyas paredes se encuentran fijadas las cartas anatómicas, y el cual está equipado con catorce mesas de hierro. Este salón está destinado únicamente para los trabajos de disección. La ventilación está garantizada, no solamente por sus correspondientes puertas y ventanas, sino también por grandes ventiladores eléctricos.

III) Un salón para las clases teóricas, con capacidad para 100 estudiantes, equipado con sillas y bancos, un encerado gigante, algunas cartas anatómicas y un esqueleto armado.

IV) Un pequeño salón, donde se encuentran vitrinas con 10 esqueletos desarticulados, preparados por el personal del Instituto, dichos huesos se prestan a los estudiantes para facilitarles sus estudios osteológicos.

V) Un salón privado para el catedrático Director, salón provisto de encerados, archivos, escritorio y mesa de operación para sus trabajos privados.

VI) Un pequeño salón provisto de lavamanos y ganchos, en el cual los estudiantes depositan sus ropas de trabajo. En este salón se hace la práctica de medicina operatoria y técnica quirúrgica.

VII) Un salón donde se preparan y depositan los cadá-

En este Instituto se cursan los estudios prácticos y teóricos de Anatomía repartidos así:

El *primer curso*: Prácticas de osteología, artrología y miología, a cargo del Ayudante de Anatomía; esta práctica se efectúa diariamente en la mañana de 10 a. m. a 12 m.

Clases teóricas con ayuda de esquemas, cortes anatómicos, esqueleto armado y desarticulado, a cargo del Catedrático Prosector. Esta clase teórica tiene tres horas semanales.

El *segundo curso*: Disección todas las tardes, de 2 p. m. a 4 p. m. guiada por el Catedrático Prosector y revisada luego por el Catedrático Director. Las prácticas de disección, realizadas por los estudiantes, comprenden, cuando menos, un mínimum de siete a nueve regiones, y se efectúan en el curso del año académico. Tan pronto como los estudiantes terminan la labor requerida para su adiestramiento, son reemplazados por otros, lo que permite que la disección se haga por todos los del curso en el tiempo de labor señalado, sin apresuramientos.

La clase teórica, ayudada por esquemas, cortes anatómicos.

El *tercer curso*: Tiene práctica de Medicina Operatoria una hora a la semana a cargo del Catedrático Director; la teórica otra hora a la semana, a cargo del mismo.

En cuanto al *sexto año*, una práctica de Técnica Quirúrgica una vez a la semana a cargo del Catedrático Director.

El Instituto de Anatomía intensificará más sus trabajos prácticos en el año lectivo 1940-41; para el efecto ha sido solicitada la ampliación de depósitos de cadáveres y el aumento del equipo de cirugía.

En el Instituto se hacen igualmente las prácticas de disección de la cabeza y del cuello para los estudiantes del 2º curso de la Facultad de Cirugía Dental.

pellán. (Véase Instituto Anatómico).

Obras de texto: Anatomía Humana, Descriptiva y Topográfica, por Henry Rouviere, Masson et Cie., París, Francia.

Embriología (2 horas semanales). Dr. Nicolás Esteban

Publicaciones de la Universidad Autónoma de Santo Domingo, 1940. 106-7.

En 1955 viaja a Buenos Aires donde expuso sobre *"Histerectomía Total"*. Es autor del libro *"Las Técnicas de la Colectomía por Cáncer"*, 1932.

Fue miembro de las siguientes instituciones científicas: - Asociación Médica Dominicana - Agrupación Médica del Instituto Dominicano de Seguros Sociales - Academia Dominicana de Medicina - Colegio Dominicano de Cirugía - Sociedad Dominicana de Cardiología - Academia de Ciencias de la República Dominicana - Academia de Cirugía de París, 1949.

Junto al doctor Goico se formaron destacados cirujanos dominicanos, entre ellos: Richard Arredondo, Miguel A. Delgado Batlle, Frank Hernández y Mairení Cabral Navarro. Era un médico metódico, enérgico, de vida austera, introvertido, trabajador incansable. Según dicen sus discípulos Julio Manuel Rodríguez Grullón y Mariano Defilló Ricart: *"En una época en que la rapidez del cirujano era esencial para el éxito del acto quirúrgico, pues no se disponía de los anestésicos, de las técnicas, ni de los equipos de administrar anestesia de hoy día, la agilidad de las manos del doctor Goico unidas a su destreza inigualable, lo hicieron por varias décadas el cirujano de mayor renombre del país. La precisión de sus dedos, guiados por una mente serena, gran conocedora de la anatomía, salvaron muchas vidas de dominicanos humildes que eran atendidos por el mejor cirujano del país con el mismo celo y dedicación que el más encumbrado de los pacientes privados".* En realidad, la cirugía dominicana posterior a la Segunda Guerra Mundial tiene en el doctor Goico Evangelista la más alta representación; él impulsó la realización en nuestros hospitales de la cirugía esofágica y pulmonar, de la neurocirugía y de la cirugía cardiovascular.

En reconocimiento a su paradigmática vida profesional fue declarado Profesor Meritísimo por la Universidad Autónoma de Santo Domingo y Maestro de la Medicina Dominicana por la Asociación Médica Dominicana. El doctor Goico estuvo casado con la dama de nacionalidad francesa Odette Krumeich. El matrimonio procreó un hijo, el reconocido arquitecto Fred Goico. Murió en la ciudad de Santo Domingo el ocho de mayo de 1996, a los 92 años. Debemos mencionar al Dr. Juan Manuel Cabrera, quien fue instructor de anatomía de la Universidad de Santo Domingo en 1943.

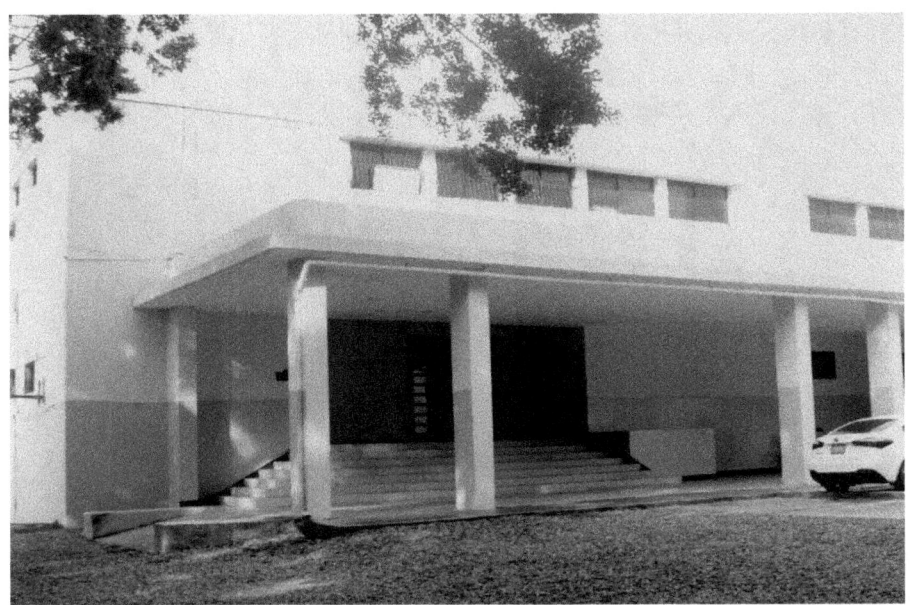

Entrada lateral del ala este del edificio del Instituto de Anatomia de la universidad autonoma de Santo Domingo, dicha ala es la usa para fines anatomicos.

Entre sus ayudantes estaba el Br. Juan Taveras, este se doctoró de médico tanto en la Universidad de Santo Domingo en 1943, como en la Universidad de Pensilvania en 1949, con los años llego a ser *Profesor Emérito* de la Escuela de Medicina de Harvard y *Radiólogo en Jefe Emérito* del Massachusetts General Hospital. Se le considera como el padre de la Neuroradiología, habiendo escrito el primer texto sobre la materia, y fundado tanto a la American Society of Neuroradiology como a su revista científica, de la que fue su editor por varios años.

Dr. Mairení Cabral Navarro realizó sus estudios en Santo Domingo y aprendió cirugía en nuestros quirófanos fue Profesor Titular de la Facultad De Medicina y enseño anatomía y disección, tenía además grandes dotes de artista (pintor) lo cual expresaba en sus clases en la década del 1950, de esa misma manera como manejaba el pincel así mismo manejaba el bisturí con singular destreza. Llegó a ser director del Hospital William Morgan (hoy Hospital Luís E. Aybar).

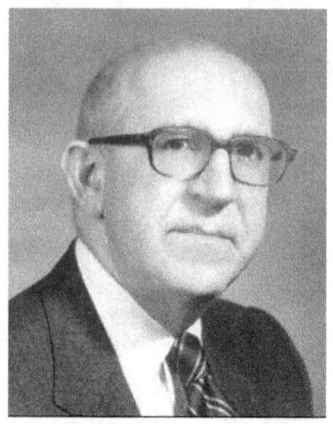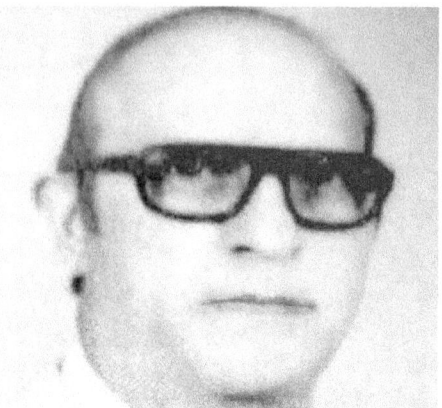

Juan Manuel Taveras Rodríguez (1919-2002). Dr. Máximo Mairení Cabral Navarro (1915-1990). Fuente (Sterm, 2014).

Nacido en Santo Domingo en el 1915, se graduó de Bachiller en Ciencias Físicas y Naturales en su ciudad natal. En 1937 ingresó a la Universidad de Santo Domingo, a la carrera de Medicina, que finalizó en junio del 1943. Durante sus estudios había asistido regularmente al Hospital Padre Billini y gracias a las orientaciones del Dr. Francisco Moscoso Puello, se dedicó a la cirugía. Una anécdota refleja su talante: el día de su graduación recibió una llamada del Dr. Moscoso Puello que le dijo *"te felicito, te tengo tu regalo de graduación: una hernia estrangulada, espero vengas a operarla"*. Su tesis trató sobre *"Contribución al diagnóstico precoz del embarazo con la prueba del calostro"*. En 1943 inicia su trayectoria profesional al ser nombrado Medico Interno del Hospital Padre Billini de la ciudad de Santo Domingo.

Es preciso mencionar otra de las actividades en que se destacó el Dr. Cabral y fue la pintura. Fue de los primeros profesores de la Escuela Nacional de Bellas Artes, impartiendo la materia de Anatomía Artística, que se ofrecía en el primer curso. En el 1944 participó en el Congreso Medico del Centenario de la República, presentando un trabajo sobre la vida del Dr. Luis Eduardo Aybar.

En el Hospital Padre Billini, se dedicó a la cirugía en general y a la ortopedia en particular, y llegó a ser Jefe del Servicio de Cirugía Ortopédica de ese Hospital. En el 1956 es nombrado Jefe del Servicio de Ortopedia del entonces hospital "Dr. William Morgan". Su capacidad profesional y su gran sentido de organización le valieron su designación como Director del Hospital en el 1957. En 1961 y tras la muerte de Trujillo, el Dr. Cabral sugiere el cambio de nombre del Hospital por el de Hospital "Dr. Luis Eduardo Aybar". Su labor al frente de ese hospital el Dr. Cabral la desarrolló bajo la premisa de "aprender, ayudar y ensenar".

Decía el Dr. Héctor Millán, que bajo la dirección del Dr. Cabral *"el Hospital adquirió su madurez"*. De hecho, en la gestión de más de dos décadas del Dr. Mairení Cabral el Hospital duplicó su número de camas, abrió el primer banco de corneas del país, fue Fundador y editor en 1964 del Boletín del Hospital, valiosa contribución a la ciencia médica dominicana, se inauguró la Unidad Académica y se inició la Residencia de Cirugía. En 1979 al retirarse de la Dirección del Hospital, el Dr. Cabral afirmó con merecido orgullo, que durante su gestión el Hospital *"nunca entró en déficit ni fue motivo de escándalo"*. Realizo una gran cantidad de cursos de Administración Hospitalaria. En el 1959 inauguro el Grupo Medico Mairení Cabral en unión a importantes médicos de la época y además presto servicios médicos en los Ingenios Colon y Angelina.

El Dr. Cabral recibió en 1971 la condecoración de la Orden de Duarte, Sánchez y Mella en el grado de Caballero, concedida por el Gobierno Dominicano. Fue Profesor de la Universidad Autónoma de Santo Domingo, fundador de la Universidad Nacional Pedro Henríquez Ureña y Profesor de la Universidad APEC. Fue miembro del Colegio Dominicano de Cirujanos, de la Asociación Medica Panamericana, del Colegio Internacional de Cirujanos, de la Sociedad Dominicana de Ortopedia, de la Sociedad Dominicana de Cardiología y miembro de honor de la Sociedad Dominicana de Oftalmología. Gracias a su gran calidad humana y profesional mantuvo con éxito su gestión en la Dirección del Hospital Dr. Luis E. Aybar durante los momentos finales de la era de Trujillo, el golpe de estado a Bosch y la guerra de abril. Luego de su retiro se dedicó a la práctica privada en el Grupo Medico Mairení Cabral y fundó en 1972 Servicios Médicos GRUMACA, una de las primeras igualas medicas del país. Fue miembro distinguido del Club de Leones de Arroyo Hondo, y fue el primer donante inscrito en el Banco de Corneas del Hospital "Dr. Luis Eduardo Aybar". Falleció en el 1990, dejando un legado extraordinario de servicio a la nación, envuelto en una gran humildad.

La Facultad de Cirugía Dental, había tenido en este periodo el privilegio de recibir en sus aulas a grandes e ilustres odontólogos. Debemos mencionar un encuentro histórico que sucedió el 15 de octubre de 1959, cuando se realizó una misión dental de buena voluntad (congreso); fue recibida esta comisión el sábado 17 a las 10:00 am. por Rafael y Héctor Trujillo entonces presidente de la República.

Estuvo en el país, entre otros invitados, traído por la Escuela de Odontología, el altamente respetado y pionero de la anatomía oral, Harry Sicher, quien presentó los temas: Anatomía Funcional de la Articulación Temporomandibular. Sicher un anatomista de cabeza, cuello y anatomía dental de renombre mundial y muy respetado, recibió su doctorado en medicina de la Facultad de Medicina de la Universidad de Viena en su Austria natal en 1913. Estudió con el famoso Dr. Julius Tandler (1869-1936), Sicher recibió una base amplia y sólida en todos los aspectos de la anatomía. Entendió claramente que la estructura anatómica estaba estrechamente relacionada con la función corporal. Estudió y comprendió las complejidades de muchas disciplinas científicas, incluida la antropología, la cabeza, el cuello y la anatomía oral aplicadas, la biología, el metabolismo óseo, la anatomía comparada, la embriología, la endocrinología, la entomología, la biología evolutiva, la histología, la oclusión, la patología y la fisiología.

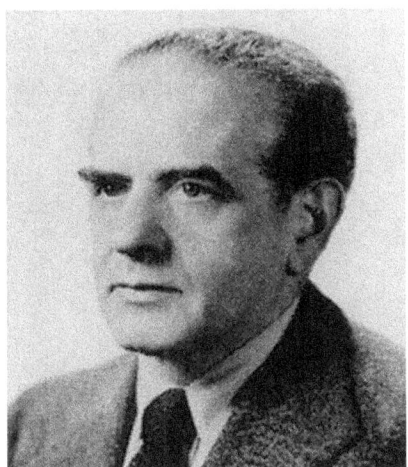

Harry Sicher (1889-1974).

Una gran figura de la anatomía dominicana lo fue el Dr. Alejandro Capellán, descrito como un hábil cirujano, laborioso y gentil. Trabajó en el Hospital Padre Billini y luego pasó al Instituto Oncológico (hoy Dr. Heriberto Pieter) donde el pabellón de cirugía lleva su nombre, fue Profesor Titular de anatomía y disección y *Director del Instituto de Anatomía* a finales de1950 y principios del 60, según Miranda en su libro dice *"sus conocimientos anatómicos le dan calidad merecida para ser considerado entre los primeros Anatomistas Dominicanos".*

Una vida entera dedicada a la enseñanza de la Anatomía y Cirujano de gran habilidad. El Dr. Capellán nació en Santiago en 1912. Tras estudiar en la escuela Normal de Santiago se traslada a Santo Domingo en 1929 para estudiar la carrera de medicina. Inicia sus trabajos ese mismo año en la Clínica Mutual Española, que al ser destruida por el ciclón San Zenón, paso a llamarse luego Clínica Ibérica, situada en la Calle Espaillat entre El Conde y Las Mercedes. Recibió su título de Licenciado en Medicina y Cirugía en 1934 y al año siguiente inicio su labor como Prosector del Instituto de Anatomía de la Universidad de Santo Domingo dirigido por el Dr.

Felix Goico.

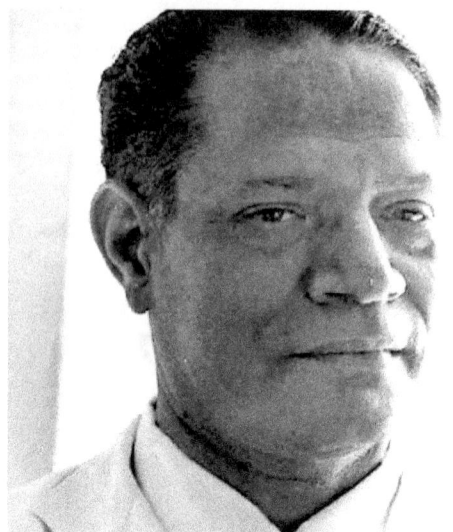

Rafael Alejandro Capellán Díaz (1912-1990)

En 1940 presentó sus exámenes para el Doctorado en Medicina junto a los Dres. Manuel Felipe Pimentel, Mario Ravelo Barre y Gilberto Gómez Rodríguez. Tras obtener el Doctorado se convirtió en Catedrático de Anatomía y Embriología. En esos años inicia su consultorio privado en la calle Hostos, casi esquina arzobispo Meriño, compartiéndolo con el Dr. Tomas Pastoriza Valverde.

Su ejercicio profesional lo inicio como médico general, pero sus habilidades quirúrgicas asociadas a sus grandes conocimientos de anatomía, le llevaron a dedicarse en exclusiva a la cirugía, que ejerció con gran éxito en la ciudad de Santo Domingo. En el 1940 es nombrado Medico Interno del Hospital "Padre Billini" dirigido en ese entonces por el Dr. Francisco Moscoso Puello.

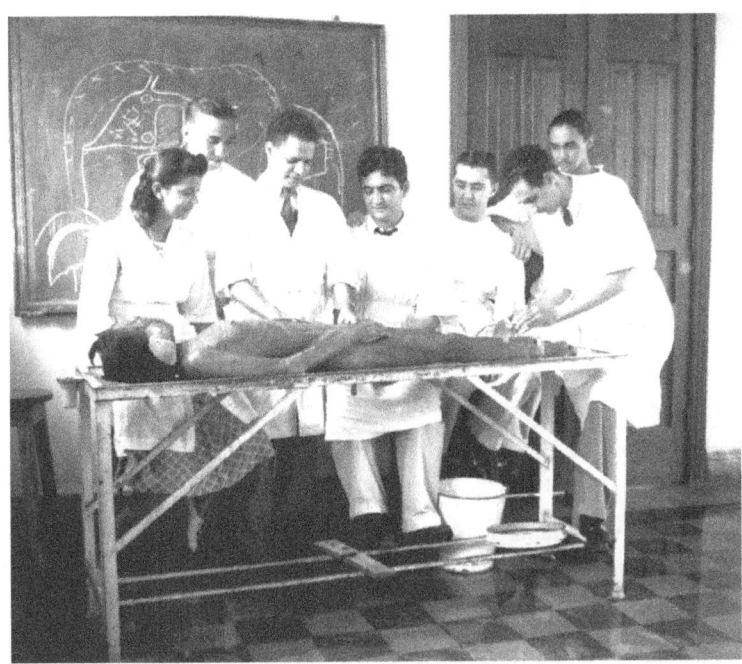

El Dr. Alejandro Capellan en faena disectiva en 1942. Fuente: Stern (2021).

En 1949 inicia sus labores de manera honorifica en el Instituto de Oncología junto al Dr. Heriberto Pieter. Se dedicó con gran entusiasmo a esta labor al punto que en 1953 renuncio del Hospital Padre Billini para dedicarse exclusivamente a la cirugía en el Instituto Oncológico. Realizo miles de cirugías con excelentes resultados.

Pese a no haber estudiado fuera del país, su capacidad de aprendizaje, su disciplina y su dedicación le permitieron obtener grandes resultados quirúrgicos. Fue un cirujano consagrado y magnánimo, protector de sus pacientes y dedicado con fervor a ellos. Sus libros favoritos de consulta eran de los grandes anatomistas franceses como Oberlin y Testut-Latarjet. Sus valores como ser humano se evidenciaron en una situación que surgió en 1949.

Un día le trajeron cuatro cadáveres para disección y estudios anatómicos con la recomendación de las autoridades de que fueran enterrados en fosa común al finalizar, cosa frecuente con cadáveres que no son reclamados por nadie. Al examinar los cadáveres el Dr. Capellán reconoció, pese al grado de quemaduras que presentaban, a un antiguo alumno suyo, Salvador Reyes Valdez. Esos cadáveres eran de los expedicionarios de Luperón. Los otros cadáveres eran de Hugo Kundhart, dominicano, Samuel Ramírez, Nicaragüense, y Alfonso Leyton, costarricense. En un acto de valentía, el Dr. Capellán decidió que esos cadáveres no se tocarían y los coloco en la parte más profunda de una pileta de formol, con la ayuda de un asistente, y durante 12 años los mantuvo en lo que él llamaba la "pileta sagrada". En 1962 tras la caída del Trujillismo, lo comunico a las autoridades y sus familiares pudieron darles sepultura. También estaba al tanto de esta situación el Dr. Napoleón Perdomo, Subdirector del Instituto. El Dr. Capellán fue Maestro de la Medicina Dominicana. Miembro de la Academia Dominicana de Medicina y del Colegio Dominicano de Cirujanos. En 1984 tras 49 años consecutivos como Profesor de Anatomía en la Universidad de Santo Domingo y en la Universidad Nacional Pedro Henríquez Ureña, fue puesto en retiro. Como homenaje el Instituto de Anatomía de la UNPHU lleva su nombre, así como una de las salas de cirugía del Instituto Oncológico. Todos los que fuimos sus alumnos le recordamos con gran admiración y gratitud.

INSTITUTO DE ANATOMIA

Catedrático Prosector: Dr. A. CAPELLAN.
Ayudante de Anatomía: Br. JUAN ML. TAVERAS.

Fuente: publicaciones de la Universidad de Santo Domingo 1940.

Ente otros profesores en la década de 1950 al 60 tenemos en anatomía descriptiva, médico-quirúrgica y medicina operatoria a José Joubert Moya (1927-2000), José Jiménez Camacho, Newton Marten Ellis, este último según Miranda: inteligente y dotado de una inquietud característica. Partió a Europa donde se especializo en oftalmología y otorrinolaringología, llegando a ser jefe de este servicio en el hospital de niños Ramfis y la clínica Angelita (1) (hoy Hospital Robert Reid Cabral), Miguel Delgado Batlle, Luís Puello Pagan, Ernesto Morales Pérez, Víctor Gutiérrez (1925-), Francisco Rivas, Napoleón Perdomo (1921-) quien llegó a ser jefe del servicio de cirugía del hospital de niños Ramfis.

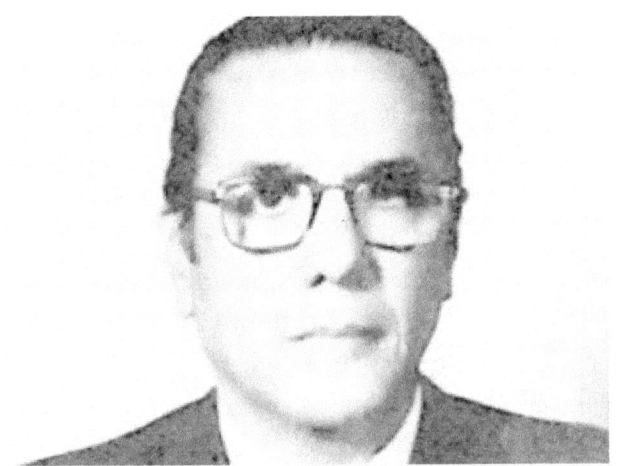

Napoleón Américo Perdomo Camarena (1921-2012).

El distinguido profesor universitario Napoleón Perdomo nació en Santo Domingo en el 1921. Ingresó a la Universidad de Santo Domingo en 1940. Durante sus años de estudio se desempeñó en 1944 como Auxiliar de Laboratorio de la Universidad con asiento en el Instituto de Anatomía. Se graduó como Doctor en Medicina el 25 de febrero de 1946, junto a 60 compañeros de promoción, entre los cuales estaban: Mariano Lebrón Saviñón, Mario Fernández Mena, Simón Hoffiz, Adolfo Pérez González, Clarence Charles Dunlop, Juan Read Encarnación, Julio César García y Jaime Acosta Torres. Tras su graduación fue ratificado ya como Profesor Auxiliar del Instituto de Anatomía de la Universidad de Santo Domingo.

En 1947 es nombrado Médico interno del Hospital "William Morgan". En 1949 era ayudante del Dr. Alejandro Capellán en el Instituto de Anatomía, *"cuando una mañana aparecieron en el sótano del*

Instituto de Anatomía unos cadáveres quemados", que habían sido llevados por militares y que correspondían a expedicionarios de la gesta de Luperón, entre los cuales identificaron los del médico Reyes Valdez y el Ing. Hugo Kunhardt. El Dr. Perdomo y el Dr. Capellán los colocaron en el fondo de lo que se denominó "la tina sagrada" para que no fueran utilizados por los estudiantes en la práctica de disección. Se les mantuvo en solución de formol por espacio de trece años, hasta que, en 1962, una vez desaparecidos los remanentes de la tiranía trujillista, fueron entregados a las autoridades universitarias. *"Estos cadáveres fueron enterrados en el mausoleo que se levantó en memoria de los héroes de esta gesta patriótica."*

En 1949 fue uno de los médicos que acompañaron al Dr. Heriberto Pieter en el Instituto del cáncer. Por medio de la Universidad, consiguió en 1952 una beca para estudiar Urología en la Universidad de Wisconsin, en Estados Unidos. Regresó al país en el 1954 y es designado como Subdirector del Instituto de Anatomía de la Universidad de Santo Domingo. En el 1956 trabajó como médico y cirujano en el recién inaugurado Hospital Infantil, que llevaba el nombre de "Angelita". En 1958 es nombrado Jefe del Servicio de Urología del Hospital Militar de la Fuerza Aérea Dominicana "Dr. Ramón de Lara". En 1960 es nombrado médico de consulta externa del Hospital Dr. Salvador B. Gautier.

En 1961, en la noche del 30 de mayo, participó en los acontecimientos que siguieron a la muerte de Trujillo, de acuerdo al relato del Dr. Abel González: "a las cinco de la mañana, el director del hospital militar, Francisco González Cruz, me dijo: *"apareció el cadáver de Trujillo; hay que embalsamarlo y tú lo harás".* Contesté: *"no puedo, nunca he hecho eso. Eso sólo lo hacen los profesores de Anatomía de la Universidad, Goico, Capellán y Pipí Perdomo. A las cinco de la mañana le toqué la puerta a Perdomo, acompañado de otro médico militar. Abrió la puerta aterrorizado. A esa hora y sin hacer preguntas, nos explicó cómo embalsamar un cadáver".*

En 1966 es nombrado Director del Instituto de Anatomía de la Universidad Autónoma de Santo Domingo. Ese mismo año es nombrado Profesor titular de Anatomía y Director del Departamento de Ciencias Morfológicas, cargo que desempeñó hasta el 1984. En el 1976 es nombrado Jefe del Servicio de Urología del Hospital Dr. Salvador B. Gautier. El 13 de octubre del 1982, la Universidad Autónoma de Santo Domingo le declara *Profesor Meritísimo*.

Tras una vida dedicada a la docencia, falleció en el mes de enero del 2012. De acuerdo al Dr. Fernando Sánchez Martínez, el Dr. Napoleón Perdomo se distinguió por el trato afable y caballeroso hacia los colegas, estudiantes y pacientes.

Para la década del 1970 varios profesores y *Monitores*[2] de anatomía pasaron por este instituto, muchos de los cuales siguieron con la tradición de muchos anatómicos de aplicar estos conocimientos al vivo y se convirtieron en excepcionales cirujanos en las diversas ramas, clínicos de primer nivel y académicos de las ciencias morfológicas y afines, entre estos destacan el francomacorisano Virgilio De Peña Añil, doctorado en ciencias morfológicas en Moscú y destacado neurólogo, quien llegara a ser Decano de la Pontificia Universidad Católica (PUCAMAIMA) de Santiago y Decano y *Profesor Emerito* de la Universidad Católica Nordestana (UCNE) en San Francisco de Macorís y donde el laboratorio de anatomía de la PUCAMAIMA lleva su nombre, como nota curiosa participó en la

---

[2] Un *Monitor* (Prosector) es una persona con la tarea especial de la preparación de una disección para la demostración, por lo general en las escuelas de medicina y hospitales, es el primer paso en el estudiante de la universidad del Estado Dominicano, puesto subyacente a la posición de *Ayudante de Profesor*, de anatomía en este caso, donde realiza disecciones y docencia en el anfiteatro y en algunas ocasiones sustituir al profesor. Recuerdo que para ser y luego de un intenso estudio eras evaluado por profesores de la catedra monitor la tradición es realizar disecciones, las cuales hacíamos en los tiempos libres y vacaciones.

comisión creada en 1980 para comprobar la autenticidad de los restos de Ulises Heureaux (Lilis) en la Catedral Santiago Apóstol, para dar paso a la continuación de los trabajos de remodelación del templo en la ciudad de Santiago de los Caballeros.

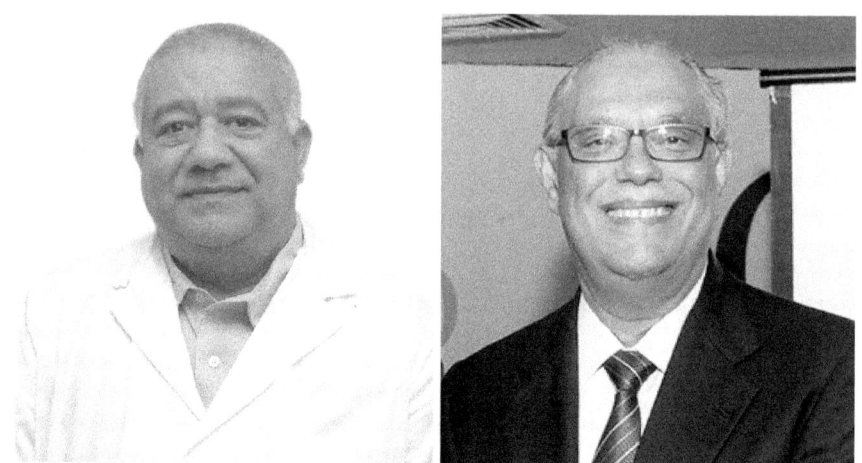

Virgilio Jose De Peña Añil y Pedro Pablo Díaz.

Otros monitores de esa época lo fueron el Alberto López (urólogo), José Silié Ruiz (neurólogo), Desar Guzmán (cirujano), Pedro Pablo Díaz (neurocirujano) quienes continuaron la carrera académica en diversas universidades, entre muchos que escapan a nuestra modesta investigación.

Sobre Pedro Pablo Díaz quien incursiono a la carrera académica como monitor de anatomía, graduándose en 1978 en la UASD, luego de regresar de Francia donde realizo su especialidad en neurocirugía (1986), ingresa como profesor de neuroanatomía en su alma mater en 2004.

Otros profesores que nos llegan a la memoria para finales de los 1980´s y principio de los 1990´s a los Doctores: el ortopedista García Lorenzo, el cirujano José Bautista Javier (1934-), Miguel Espinal,

Mario Uffre autor de un texto titulado *"Compendio de anatomía: abdomen, pelvis y extremidades inferiores"*, Dionisio Soldevila (-2020)[3], Dr. Pedro Tineo (1949-2004), Pedro Grullón Torres, Bienvenido Peña.

En la docencia de anatomía de cabeza y cuello en los 1980´s y 90´s tenemos al legendario odontólogo José S. David Rodríguez graduado en 1958 como odontólogo y quien ocupo esa catedra por más de 20 años en esas décadas; para 1993 entra al cuerpo profesoral el Dr. Jorge Asjana David, cirujano quien posteriormente llegara a ser Decano de Ciencias de la Salud en la UASD, Yonnis de la Rosa.

Entre los monitores para esa década siguieron una carrera quirúrgica y académica tenemos a Benjamín Rivera (hoy neurocirujano), Espedy García (cirujano cardiovascular), Agustín Montas (otorrinolaringologo), Rubén Carrasco (cirujano plástico) profesor por 23 años de anatomía en la UASD.

Entre los monitores de anatomía de cabeza y cuello destacan: Héctor Zorrilla y su hermana Hilda, el primero cirujano maxilofacial y coordinador de esta residencia en el hospital docente universitario Dr. Darío Contreras y profesor de la UASD, el odontólogo José Saldaña; el autor, profesor de anatomía cabeza y cuello por 20 años en la Universidad Católica Nordestana (UCNE) junto con la también monitora y posterior catedrática en la misma universidad la Dra. Daysi Romero.

Posteriormente ingresan a la UASD como docentes en diversos periodos: Santiago Valenzuela, Amaury García Silverio, Ismael

---

[3] Aun por comprobar estos elementos anatómicos el Dr. Soldevila tenía la hipótesis de que los clásicos describen al gémino superior, el obturador interno y el gémino inferior, de la cadera, como músculos independientes que los nombro tríceps de Soldevila. ¿En realidad se trata de un tríceps? Otro elemento llamado por el cómo tendón de Soldevila: el expresaba: Se creía que del músculo extensor común de los dedos de los pies salían cuatro tendones y un músculo, el peróneo anterior que es en realidad un tendón más.

Valentín Méndez, Héctor Rosario, Freddy Vicioso Ortiz, Ángel Alfonso Taveras, entre otros.

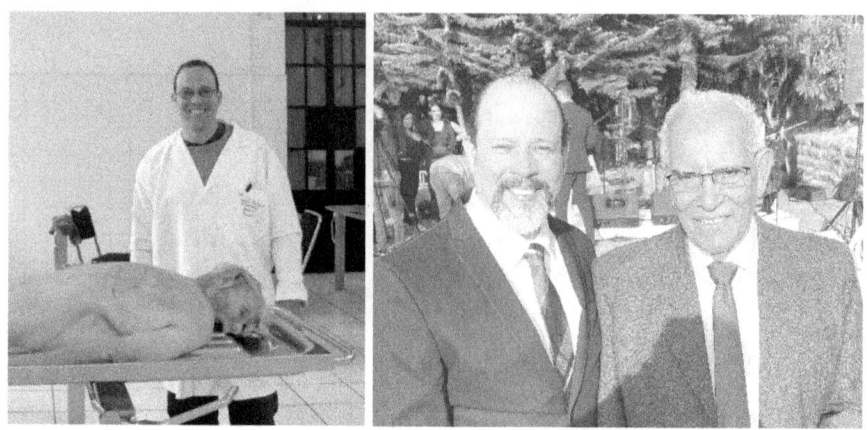

El autor en una práctica de anatomía de colgajos en Guadalajara, 2007. A la derecha el autor reencontrándose 30 años después en una actividad familiar con el profesor José Bautista Javier, 2021.

Con la creación de diversas universidades que imparten las carreras de ciencias de la salud a partir de 1969, son muchos los profesores que se han desempeñado en las asignaturas de las ciencias morfológicas en especial la anatomía.

En la UNPHU la inicio en 1966 el Dr. Alejandro Capellán, años posteriores la ha impartido José Javier Asilis Záiter las asignaturas Anatomía Humana (1980–1982, 1987–2002), en el área de cabeza y cuello el odontólogo José Danilo Báez, Carlos Montero Brens, José Jiménez Hernández, Elvin Castillo Romero, entre otros.

La Universidad Autónoma de Santo Domingo (UASD) otorgó el título de *Doctor Honoris Causa post morten* de la Facultad de Ciencias de la Salud a André Delmas, quien fuera un eminente médico y catedrático francés, por sus valiosas contribuciones a la investigación y a la enseñanza de la anatomía humana, a través de sus libros de fama mundial.

André Delmas (1910-1999) iniciador de la Anatomía Funcional, el Profesor Delmas supo integrar las estructuras anatómicas humanas, hasta entonces observadas en el cadáver, en la dinámica del cuerpo vivo. Para él, forma y función eran indisociables. Fue Profesor Titular de la Facultad de Medicina de París y Presidente del Congreso Internacional de Anatomía realizado en París, en 1955. En ese Congreso fue editada la famosa *"Parisiensis Nomina Anatomica"*, conocida como PNA, la más grande e importante elaboración de nomenclatura anatómica de este siglo.

Su libro *"Vías y Centros Nerviosos"* se tornó un clásico, con versiones para los diferentes idiomas, incluyendo portugués y español. Por otra parte, el libro que escribió en colaboración con Bernard Pertuiset, *"Topografía Cráneo-encefálica"*, se constituyó en una fuente de referencia mundial, contribuyendo a los fundamentos de la Cirugía Estereotáxica.

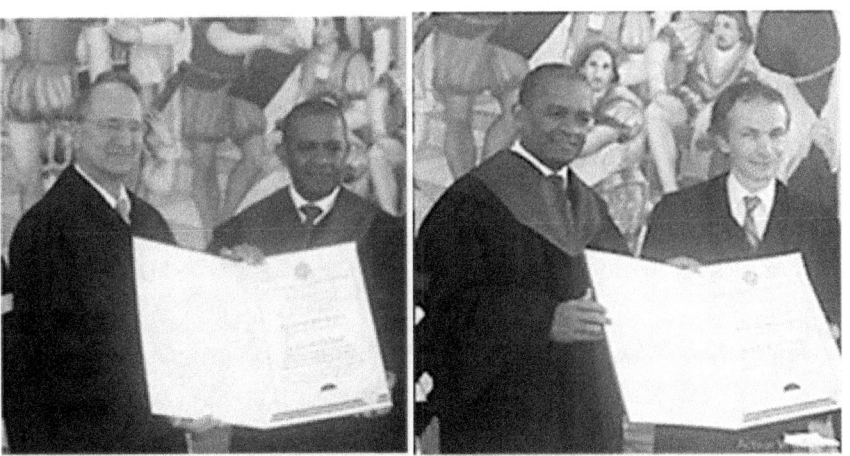

El Rector Mateo Aquino Febrillet entrega sus respectivos títulos a los doctores Vincent Delmas y Christian Vacher (2013).

El doctor Christian Vacher, profesor honorario de la UASD, coautor del *Atlas de anatomía clínica y quirúrgica de los tejidos superficiales de la cabeza y el cuello* y del *Précis d'anatomie: texte et atlas* tuvo a su cargo la conferencia de apertura del 2do curso taller Anatomía Aplicada a la Práctica Médica, con el título *"Anatomía Quirúrgica de la Región Cervical Aplicada a la Cirugía de la Glándula Parótida, Tiroides y la Traqueotomía".* Le siguieron otras exposiciones de igual importancia, que se desarrollaron durante los cuatro días que duró el evento.

Cabe resaltar que se realizó en 2017 el Primer Congreso de Anatomía Digital Centroamericano y del Caribe, y el Segundo Congreso de la Sociedad Internacional de Anatomía Digital. Donde estuvieron en el país los anatómicos Vincent Delmas es el director de la Cátedra de Anatomía Digital de la UNESCO, y Jean François es el director de investigaciones de dicha cátedra, siendo estos dos de los principales expositores de este encuentro científico.

La doctora Emma Polanco Melo, rectora de la Universidad Autónoma de Santo Domingo (UASD), junto a las autoridades de la Facultad de Ciencias de la Salud y otros funcionarios de la academia, dejó formalmente reinaugurado el insigne Anfiteatro Maestros Dominicanos de Anatomía, espacio dedicado a la docencia que se suma a otras áreas que habían sido previamente acondicionadas en el Instituto de Anatomía.

Como escribiera Hildebrandt (2008) es probable que con el tiempo se ha generado un debate ético entre los programas que utilizan cuerpos de ejecutados y los que no. Los programas anatómicos que han escogido utilizar cuerpos de donantes voluntarios únicamente lo han hecho teniendo en cuenta los derechos humanos individuales y la dignidad de la persona, incluyendo un consentimiento informativo. Teniendo en cuenta la historia y las controversias éticas, los departamentos de anatomía modernos con programas de donación de cuerpos, en el futuro, tendrán que renunciar al uso de cuerpos de ejecutados. "

Con la influencia de la informática y como consecuencia de la era de la Internet, las comunicaciones actual y futura están cambiando con una rapidez mucho mayor que la imaginada estimulando a las instituciones docentes a hacer uso de dichas herramientas.

En tal sentido la Universidad Católica Madre y Maestra (UCAMAIMA) y la Universidad Nacional Pedro Henríquez Ureña (UNPHU), cuentan con el *"Anatomage Convertible Table"*, disección anatómica en 3D de última generación.

El *Anatomage* posee funciones de fisiología y cuerpos kinéticamente funcionales que permite la simulación de movimiento de huesos, músculos, nervios y tejido cardiovascular. También tiene integrada una biblioteca con más de 1,000 casos de Imágenes clínicas precargadas, en formato original, con capacidad de renderizar en 3D Imágenes de anatomía de ultra alta definición, entre otras funciones. Este equipo refuerza los recursos de tecnología avanzada con que cuenta nuestra Escuela de Medicina.

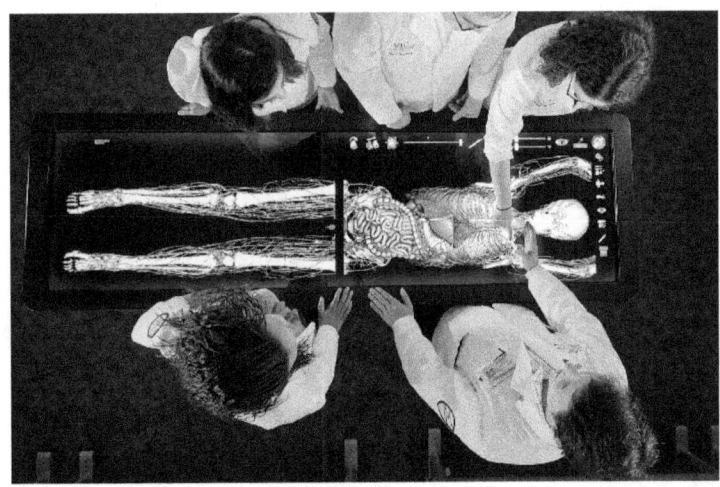

El Anatomage.

Entre los miembros de la Asociación Panamericana de Anatomía (APA) tenemos a Elsa De la Rosa Vásquez, Jordy Disla Basora y

Zoilo Núñez Gil.

La enseñanza de la Anatomía Macroscópica Humana es un proceso que en las distintas épocas de la historia de la medicina ha sido apoyado por acciones docentes de diverso orden, teniendo como objetivo lograr aprendizajes de nivel aceptable para un estudiante de Medicina.

Por razones fácilmente comprensibles para cualquiera he decidido terminar este relato histórico en la década del 2020. Los sucesos posteriores a esa fecha son muy numerosos y también muy recientes, y sin duda, requieren la decantación del paso de los años, como expresara Francis Bacon *"la verdad es hija del tiempo"*.

CAPITULO 4

MIGUEL CANELA LÁZARO: EL NOBLE HOMBRE DE CIENCIAS

"Ningún descubrimiento se haría ya
si nos contentásemos con lo que sabemos".
Lucio Anneo Séneca (4 a.C.- 65 d.C.)

A lo largo del tiempo se han designado como *Nobles* a aquellos que con sus propias acciones o las de sus antepasados han modificado el curso de la historia. El ser noble implica el poseer una dignidad particular, que se basa en la acción, y que se tiene en tan alta estima, que incluso hay quienes consideran hereditaria; en otras palabras, capaz de trascender la limitada vida de sus portadores. La historia permite a aquellos que la conocen ser justos herederos de la dignidad de los hombres que en una determinada rama del saber han influido en su devenir. *Quien no conoce el pasado de su profesión, no podrá comprender la nobleza de su labor (González, 2001).*

Uno de esos días mientras yo era estudiante universitario en los finales de la década de 1980 una vecina, Doña Ofelia, sabiendo que estudiaba en la universidad y conociendo mi gusto por la lectura, me regaló un libro con hojas frágiles y amarillentas por el tiempo, titulada

Historia de la Medicina, del ilustre pediatra dominicano Rafael Miranda, escrito en las postrimerías de la Era de Trujillo, el libro me llamo mucho la atención por la prosa utilizada por el autor para describir las situaciones y los personajes, como estudiante de anatomía en ese entonces; me llamo aún más la atención un personaje que nunca había oído su nombre y de quien hablare en los siguientes párrafos y ya verán la razón del por qué escribir sobre él; aunque la modestia fue su estampa, citare uno de los versos del poeta romano Aulo Persio Flacco (34 d.C.–62 d.C.) *"Tu sabiduría vale tanto como nada, si nadie sabe cuánto es que tú sabes"*; por lo tanto para que este anatomista dominicano no pase al olvido y se le dé el valor que merece, hablare de quien por su personalidad humilde y factores como el tiempo ha sido un gran desconocido por la clase médica dominicana, pero la historia de su vida es el bello ejemplo de gratitud y honradez de un hombre que puso sus facultades al servicio de la ciencia que profesaba y a la sociedad a la que pertenecía, por lo que es merecedor de vivir eternamente respetado por sus compatriotas; le dedico este capítulo a este *Noble Hombre de Ciencias dominicano*, Dr. Miguel Francisco Canela Lázaro.

En la madrugada del 29 de septiembre de 1894 a las 4:30am, en la ciudad de Santiago de los Caballeros nace un niño quien días después lo declararían con el nombre de Miguel Francisco Canela Lázaro, nacido de la unión de Pedro Canela y Dolores Antonia Lázaro. Viviendo en los alrededores de la Catedral de Santiago, entra a la Escuela Normal de Santiago, donde se graduó en 1911 y un año después se gradúa como *Maestro Normal* con notas meritorias, dejando ver el fututo promisorio que le deparaba el destino y su sapiencia. En 1913 lo nombran director de la primera y principal escuela de varones de Salcedo, la escuela San Lorenzo, luego renuncia para ingresar en 1914 a la Universidad de Santo Domingo, estudiando matemáticas para agrimensura durante dos años y asistiendo a cursos de ingeniería por un año.

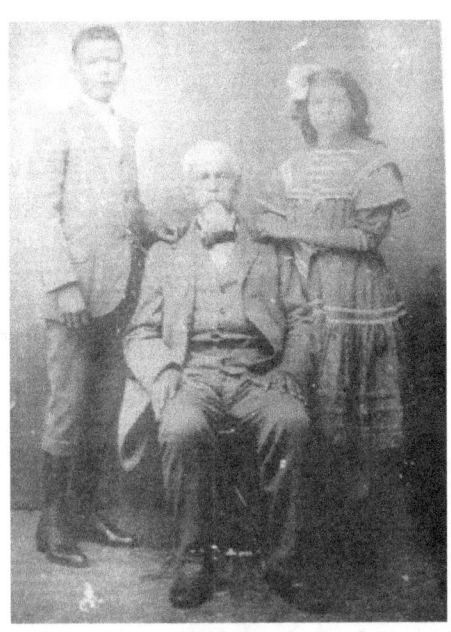

Miguel Canela Lázaro junto con su hermana Gisela y su abuelo materno Don Ramon Lázaro Lecha, foto realizada en 1910.

Llega a ser profesor de matemáticas y ciencias naturales en la Escuela Normal de Santo Domingo. Para 1922, realiza un informe donde da cuenta detallada de la situación de la floresta dominicana en la Cordillera Central y de la importancia de conservarla. Canela Lázaro pidió actuar; con la creación de áreas reservadas en los nacimientos de los principales ríos del país (Yaque del Norte y del Sur), y lo mismo hicieron varios viajeros que participaron con él en varios de sus viajes exploratorios por las sierras de la Cordillera Central, tales como el Juan Bautista Pérez Rancier (1883-1968), Rafael Vásquez Paredes.

Después de graduarse de agrimensor intempestivamente hace un giro de 180° y decide estudiar medicina en el 1921, según el padre de la Psiquiatría Dominicana, el ilustre Antonio Zaglul Emuldesi (1920-1997) en su libro póstumo: *Ciencia y Humildad: Biografía del Dr. Miguel Canela Lázaro* (1998), la única biografía completa de este personaje, dice: *"este cambio por la carrera de medicina al parecer fue influido por su amigo el destacado cirujano salcedense Pascasio Toribio, quien luego fuera Director del hospital San Vicente de Paúl (1926-30) por varios años para recibir el título de médico en 1924".* Se traslada desde la capital dominicana a Salcedo y San Francisco de Macorís para ejercer su nueva profesión con gran apego a la ética médica.

Su gran amor por las cordilleras lo llevó a realizar en 1926 la mensura y delimitación conjuntamente con el Dr. Juan Bautista Pérez Rancier de la primera área protegida de la Republica Dominicana, el Vedado del Yaque la cual terminaron en 1928(3), después de cuatro años ejerciendo en Salcedo y San Francisco de Macorís parte hacia la gran metrópolis europea, Paris, para realizar un doctorado en medicina.

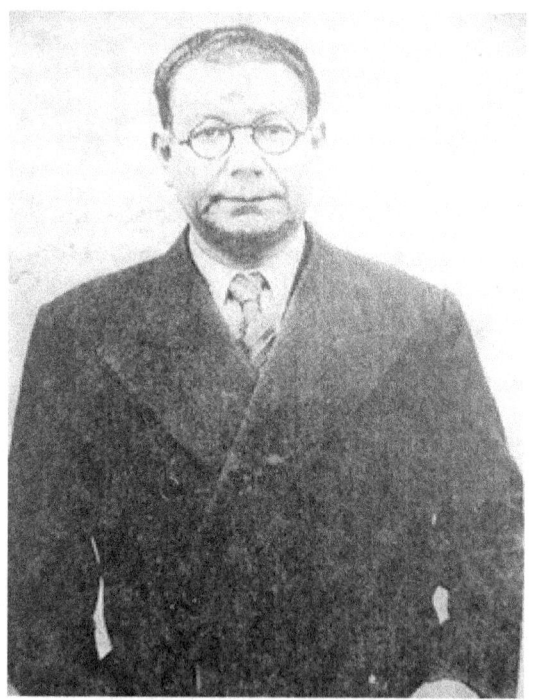

Miguel Francisco Canela Lázaro

Llegado a Francia, la meca del conocimiento de la época, se inicia en la especialidad de urología, en este país ocupa varios cargos en diferentes hospitales y clínicas francesas de 1930-32 en el hospital

Necker (lugar donde Laënnec inventó el estetoscopio), donde se dedica a trabajar la anatomía, anatomía patológica y la urología, ya para 1931 presenta su tesis: *Sur una Forme Anormale de la Tuberculose Rènale*, N° 512, etiquetada en ese entonces como "importante documento científico" *(Miranda, 1960),* dicha tesis se la dedica, naturalmente, a su madre, padre, a su amigo el Dr. Pascasio Toribio, a sus profesores de matemáticas: Osvaldo García de la Concha, Arístides García Mella y Eduardo Soler. A sus maestros franceses el famoso urólogo Felix Legueu y al profesor Henri Rouvière.

Luego de recibir su doctorado trabaja en la clínica quirúrgica *l'Hôtel Dieu* en Lyon donde llegaron a pulularon personajes tales como Desault, Bichat, Dupuytren, Cruveilhier, fue nombrado entonces en 1934, *Assistant Ètranger* (asistente extranjero) del reconocido cirujano y anatomista Dr. Bernard Cunéo (1873-1944) *(Zaglul, 1998),* fíjense como este Dominicano en un país tan avanzado y desarrollado en las ciencias médicas y donde concurrían tantas personas a estudiar medicina, a realizar doctorados y especialidades destaca sobre muchos este compatriota.

En ese mismo periodo que estuvo en París, trabajó además en el Laboratorio de Anatomía de la Facultad de Medicina de la Universidad de París (hoy París V, Universidad Rene Descartes) dirigida esta jefatura por el laureado y famoso anatomista francés Profesor Dr. Henri Rouvière (1876-1952) y nombrado *Assistant Ètranger* de Rouvière, aquí se ganó la confianza del Jefe del Laboratorio, como el mismo Rouvière escribiera posteriormente cuando Canela decidió irse de Francia, en una carta y que por ser un documento histórico como lo expresa su biógrafo Zaglul, lo que transcribiremos textualmente, y dice así:

"Universidad de París. Facultad de Medicina. El suscrito Rouvière Henri, Profesor de Anatomía de la Facultad de Medicina de Paris, certifica que el Sr. Dr. Canela, Miguel ha trabajado en mi laboratorio

desde 1929 a mayo de 1937 y desde marzo de 1938 hasta ahora".

"El Dr. Canela es un inteligente trabajador, celoso, concienzudo. Instruido, capaz de dirigir un laboratorio y de realizar una buena enseñanza de Anatomía. El ha desempeñado bien durante este año en la escuela práctica las funciones de ayudante de anatomía, reemplazando a titulares franceses llamados a las armas. En fin, Canela ha hecho muy buenas investigaciones sobre los linfáticos del útero y los ligamentos de la articulación sacro-iliaca que permanecerán clásicas. Me siento orgulloso de tener a Canela entre mis amigos y mejores discípulos".

Paris, mayo 30 de 1940
El decano:
H. Rouvière

Como discípulo aprovechado del gran maestro realiza una investigación sobre los ligamentos de la articulación tibio-tarsiana y astrágalo-calcanea posterior (tobillo) y luego de un concienzudo estudio de la misma llega a la conclusión de haber encontrado un ligamento nunca antes mencionado en los libros de anatomía, el ligamento, *Peroneo-Astrágalo-Calcáneo,* con el cual inscribe su nombre en la historia de las ciencias de la salud al ser el único dominicano en haber descubierto un elemento anatómico en el cuerpo humano, este lo bautiza como ligamento Rouvière.

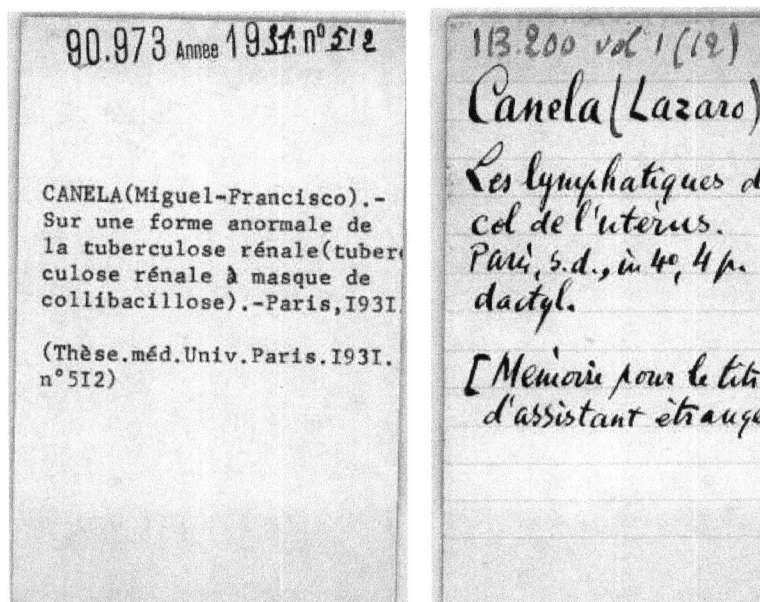

Acta de Registro de la tesis y del trabajo para el título de asistente extranjero de Canela Lázaro.

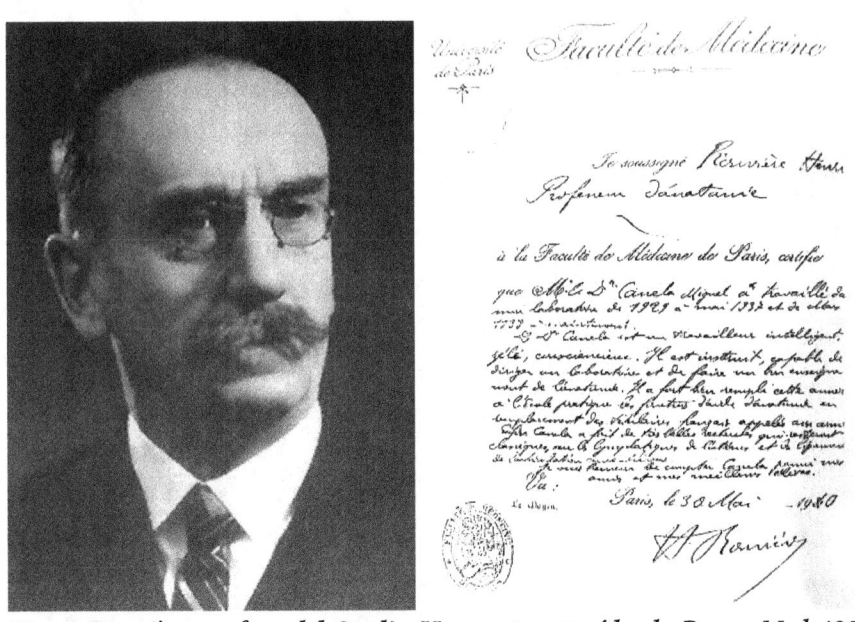

Henri Rouvière en foto del Studio Harcourt, extraída de Presse Med 1953; 61: 73. Carta de recomendación escrita a puño y letra por el famoso

anatomista francés Henri Rouvière, 1940.

Le Doyen de la FACULTÉ DE MÉDECINE DE PARIS

Vu l'arrêté du 25 Avril 1921
Vu le rapport de la Commission chargée de l'examen des candidatures
aux emplois d'Assistant etranger, approuvé par le Conseil de la Faculté
dans sa séance du   32 Février 1934

ARRÊTE

Est nommé dans l'emploi d' ASSISTANT ETRANGER
M. le Docteur Canela, Miguel, Lazaro
de la FACULTÉ DE MÉDECINE de Saint Domingue
après un stage auprès de M. le Professeur Rouvière.
Laboratoire d'Anatomie

Fait à Paris
le 26 Février 1934

le Doyen:

le Professeur

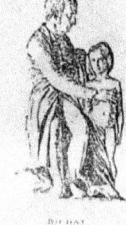

Le Doyen de la FACULTÉ DE MÉDECINE DE PARIS

Vu l'arrêté du 25 Avril 1921
Vu le rapport de la Commission chargée de l'examen des candidatures
aux emplois d'Assistant etranger, approuvé par le Conseil de la Faculté
dans sa séance du   29 Novembre 1934

ARRÊTE

Est nommé dans l'emploi d' ASSISTANT ETRANGER
M. le Docteur Canela-Lazaro , Miguel
de la FACULTÉ DE MÉDECINE de
après un stage auprès de M. le Professeur Cunéo
Clinique Chirurgicale Hôtel-Dieu

Fait à Paris
le 30 Novembre 1934

le Doyen:

le Professeur:

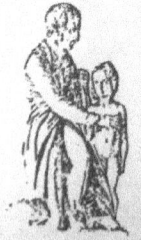

Diploma que lo acredita como asistente extranjero del laboratorio de anatomía de Paris y firmado por el profesor Rouvière, y a la debajo certificado de asistente extranjero del Dr. Cuneo.

90

Sin embargo, el brillante y honesto maestro francés, en reconocimiento a la labor de su discípulo dominicano le asigna el nombre de *Ligamento Canela-Rouvière (Zaglul, 1998)* -aunque en el libro de anatomía de Rouvière tal vez por razones de jerarquía aparece como ligamento Rouvière/Canela- *(Rouvière, 2002)*. Este descubrimiento fue difundido por su gran relevancia y registrado además en los *Anales de Anatomía Patológica y de Anatomía Normal Médico-quirúrgica*, publicación de los editores Masson et Cic, del 120 boulevard St. Germain, Paris. Veamos a continuación la calidad científica de la investigación que llevo a Canela Lázaro a este descubrimiento, y que transcribiremos a continuación:

EL LIGAMENTO PERONEO-ASTRAGALO-CALCANEO
Por
H. Rouvière y M. Canela Lázaro

Existe en la mayor parte de los sujetos adultos, detrás de las articulaciones tibio-tarsiana y astrágalo-calcanea posterior, una lámina ligamentosa ancha, gruesa y resistente, independiente de la capsula y de los ligamentos de las articulaciones vecinas. La llamaremos ligamento peroneo-astrágalo-calcáneo.

Este ligamento se sujeta, por una parte, al borde posterior del maléolo externo, esto es, al labio interno de la hendidura de los peronianos laterales. Esta inserción se confunde en la parte de arriba con aquella del ligamento peroneano-tibial posterior. Puede llegar hacia abajo a alguna distancia de la extremidad inferior del maléolo, o si no bajar hasta la cima de esta, se extiende también a menudo hasta la atadura del haz peroneano-calcaneal del ligamento lateral externo. Desde el peroné, el ligamento peroneano-astrágalo- calcáneo, aplanado de adelante hacia atrás, sigue hacia abajo y adentro anchándose. Se confunde primeramente con la parte más profunda de la vaina de los peronianos laterales. Se le separa luego y se divide en dos láminas fibrosas, una supero-interna, la otra infero-externa.

La lamina supero-interna o astragalina *llega al tubérculo de la cara* *posterior del astrágalo, que bordea hacia afuera la hendidura del flexor largo del dedo gordo. Ella se sujeta en parte a este tubérculo y se pierde en parte en la extremidad superior de la envoltura del flexor largo del dedo gordo, que ella contribuye a formar.*

La lámina fibrosa supero-interna está estrechamente unida arriba, cerca de la atadura peroniana, al ligamento peroneo-tibial posterior.

La lamina fibrosa infero-externa; peroneo-calcáneo va hacia abajo y atrás, anchándose y termina sobre todo el ancho de la cara superior del calcáneo, más o menos cerca de la cara posterior de ese hueso. La línea de inserción sobre el calcáneo es generalmente transversal o también oblicua de atrás hacia delante y de afuera hacia adentro. En los dos tercios de los casos aproximadamente, la inserción calcaneana se queda localizada en la cara superior del calcáneo o sobresale ligeramente sobre las caras laterales de ese hueso, de tal forma que el borde externo del ligamento lateral externo por un intervalo, y ese espacio está ocupado por una membrana fina fibro-celular. Pero más aún esta membrana está muy a menudo reforzada por una o varias bridas muy estrechas, peroneo-calcaneanas.

En la otra tercera parte de los casos, la inserción inferior de la lámina calcaneana se extiende sobre la cara lateral externa del calcáneo hasta la inserción del haz peroneo-calcáneo de ligamento lateral externo.

Cuando esta disposición existe, el ligamento peroneo-astrágalo-calcáneo nace desde toda la extensión del borde posterior, así como de la cima del maléolo externo.

Intersticios estrechos o también espesores diferentes descomponen el ligamento en haces más o menos distintos, entre los cuales el más anterior, adyacente al haz peroneo —calcáneo del ligamento lateral externo de la articulación tibio-tarsiana, es muy a menudo tan ancho y espeso como este último.

El ligamento peroneo-astrágalo-calcáneo recubre el haz peroneo-astragalino posterior por medio del ligamento lateral externo del cual está separado por grasa.

El ligamento peroneo-astrágalo-calcáneo no está siempre dividido en dos láminas distintas: peroneo-astragalina y peroneo-calcanea. Estas están algunas veces reunidas en una sola cuya inserción inferior va, sin interrupción, desde el tubérculo posterior del astrágalo hasta la línea de inserción calcánea, siguiendo primero la vaina del flexor largo del dedo gordo, luego la cara interna del calcáneo , a la entrada de la hendidura calcaneana.

El ligamento peroneo-astrágalo-calcáneo, tal como acabamos de describirlo, existe aproximadamente en tres de cada cinco casos.

NOTAS

1. cual que sea la extensión de la inserción de la lámina peroneo-calcanea sobre las caras laterales del calcáneo, su inserción a la cara superior de este hueso está sujeta a muchas variaciones. Señalaremos solamente las más interesantes.

Muy a menudo, la lámina calcánea se fija a la cara superior del calcáneo: 1ro por dos haces, uno externo, otro interno, que se insertan cerca de las caras laterales del hueso, 2do. En el intervalo de esos dos haces, sobre una bandita fibrosa rectilínea o arqueada, tendida entre el tubérculo posterior de la atadura calcanea.

Una parte de la lámina calcanea puede unirse al ligamento astragalo-calcáneo posterior. La lámina peroneo-calcanea se termina algunas veces en su totalidad o en parte sobre el tendón de Aquiles; lóbulos adiposos la separan del calcáneo.

En otra quinta parte de los casos, es fino, pero resistente, pero presenta todavía una textura ligamentosa bastante clara. En fin, más o menos una vez sobre cinco, el ligamento falta. Es sustituido entonces por una membrana aponeurótica, es decir por una fina fascia. Esta no presenta ninguna sistematización en cuanto a la dirección de los elementos fibrosos que la constituyen y se prolonga arriba con la aponeurosis profunda de la pierna.

El ligamento peroneo-astrágalo-calcáneo no es otra cosa, en efecto, que la parte inferior, supra-calcanea, muy engrosada, de la aponeurosis profunda de la pierna.

Para poder darse cuenta sobre una preparación análoga a aquella producida en la figura 2 hay que:

1. quitar sobre esta preparación todo lo que queda del forro del tendón de Aquiles, así como las expansiones que unen este forro a la aponeurosis profunda;

2. Abrir los forros de los peroneos laterales, del flexor del dedo gordo del pie y del paquete vasculonervioso tibial posterior. Hecho esto, se nota que la aponeurosis profunda de la pierna desciende hasta el calcáneo, en el intervalo comprendido entre estos forros. Se une afuera al forro de los peronianos laterales. Adentro, sus conexiones difieren según se les examine arriba o abajo del tubérculo posterior del astrágalo: arriba de este tubérculo, la aponeurosis profunda se suelda al forro vasculonervioso; al ras y debajo del tubérculo, la aponeurosis se bota hacia adentro sobre el gorro fibroso del flexor largo del dedo gordo. Es en el intervalo comprendido entre el forro de los peronianos laterales afuera, el forro fibroso del flexor largo adentro y el calcáneo abajo, que la aponeurosis profunda de la pierna se engruesa, toma una textura ligamentosa y forma el ligamento peroneo-astrágalo-calcáneo. Una disección fácil permite seguir ese ligamento, atrás de los peroneanos laterales, hasta el maleolo externo.

¿Porque la aponeurosis de la pierna se transforma en el ligamento en su parte inferior? Sin duda la razón de ser de este ligamento es de orden mecánico. Las tracciones que recibe la extremidad inferior de la aponeurosis de la pierna, durante la flexión del pie sobre la perna, tienden a orientar en una dirección determinada las fibras aponeuróticas fijadas al calcáneo. Pero esta orientación es modificada por la influencia de las contracciones de los músculos cercanos, particularmente de los peroneanos laterales. Cuando estos últimos se contraen fuertemente, sus tendones, en algunas posiciones del pie, tienden a salir hacia fuera; atraen en el mismo sentido su forro fibroso y, por tanto, la aponeurosis profunda de la pierna. Sabemos, en efecto que esta se confunde con este forro cerca de su sujeción al maleolo peroneano.

Se puede objetar a la explicación que acabamos de exponer, que ese ligamento debiera ser contraste, puesto que resulta de acciones mecánicas normales. Pero esas acciones mecánicas no son de igual importancia en todos los sujetos. Sucede con el ligamento peroneo-astrágalo-calcáneo, como con los otros ligamentos. Su grosor y su resistencia son proporcionales a la fuerza de tracción que ejerce sobre ellos. Si se amarra el ligamento lateral externo, como se hace clásicamente, al voluminoso fascículo peroneo-astragalino posterior que nace de la hendidura de la cara interna del maléolo externo, al ligamento peroneo-astrágalo-calcáneo que acabamos de describir, queda como único ligamento posterior de la articulación tibio-tarsiana.

Cuando está bien desarrollado, su rol en el mecanismo de las articulaciones tibio tarsiana y astrágalo-calcánea, no es despreciable. Lo hemos comprobado con la experiencia siguiente: después de haber disecado el ligamento y quitado los músculos posteriores de la pierna, así como los peroneanos laterales, hemos fijado con una prensa el calcáneo, el antepié dirigido hacia abajo. Luego hemos suspendido un peso de 500 gramos a la extremidad superior, libre, de la pierna. Seccionando entonces los ligamentos, se observa un brusco y sensible aumento de la flexión del a pierna sobre el pie. Aún más, la amplitud del movimiento de abducción del pie aparece ligeramente aumentada.

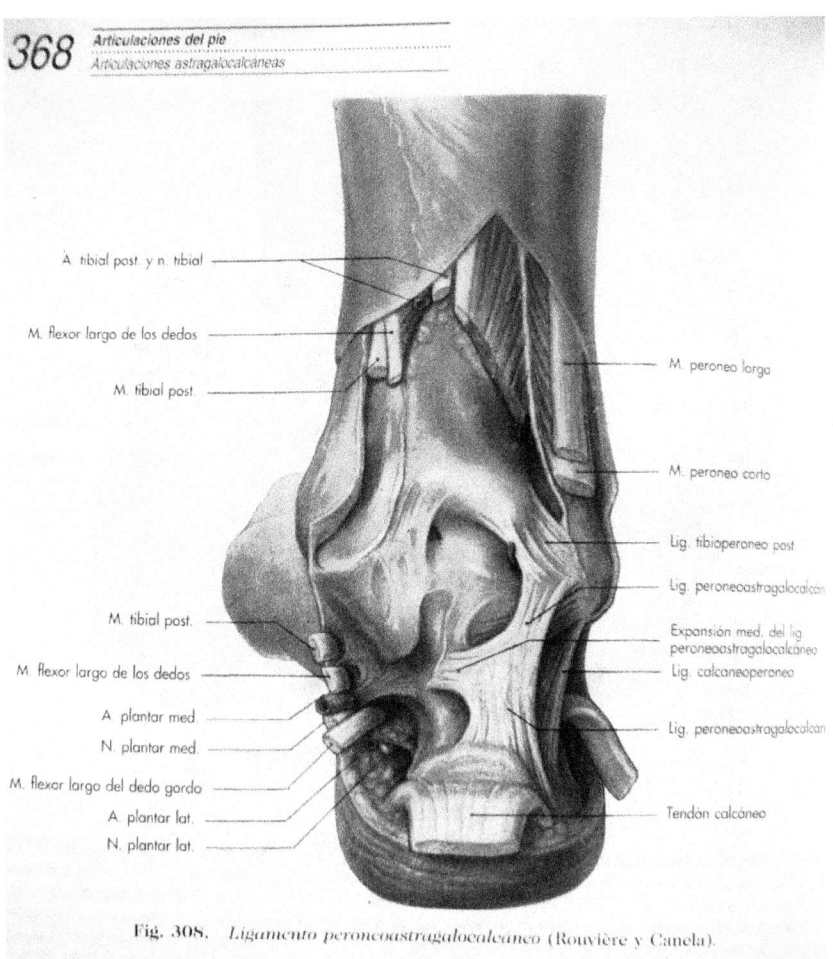

Fig. 308. *Ligamento peroneoastragalocalcáneo* (Rouvière y Canela).

Tomado de la página 368 del libro de Anatomía Humana, descriptiva, topográfica y funcional, 10ma edición (2000), tomo III de Henri Rouvière; donde se muestra el ligamento astrágalo-calcáneo-peroneo (Rouvière y Canela).

Es esto lo que hace que el hecho científico, por naturaleza limitada y marchitable como la flor o el fruto, sea eterno, infinito y universal como lo es el cielo, el mar o el arte. Con este trabajo memorable el nombre de Canela Lázaro brilla en el templo de la gloria y de la inmortalidad. Observen el tipo de trabajo de investigación que realizó, la metodología científica usada, puesto que no solo describe el ligamento, sino también de manera honrada la frecuencia del mismo, la descripción minuciosa de los haces ligamentarios; la explicación y experimentación fisiológico-mecánica del ligamento, como se debe disecar la región para observar el mismo.

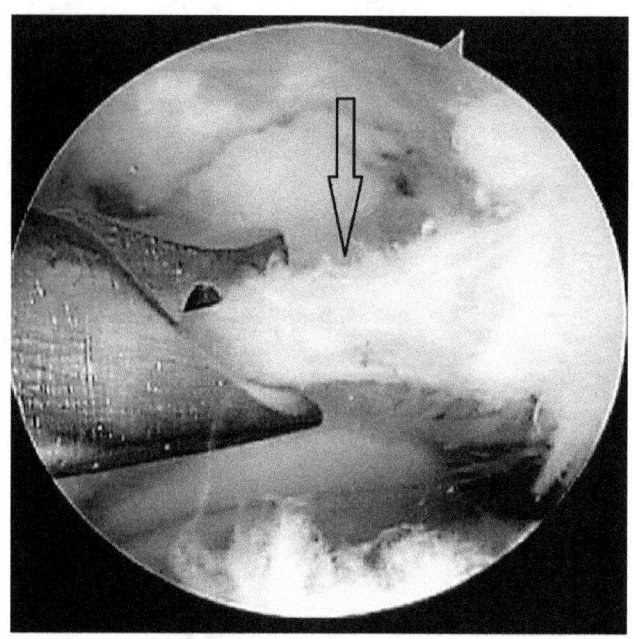

Imagen artroscopica del tobillo, abordaje posterior, flecha señalando el ligamento. Luego de atravesar el ligamento de Rouviere-Canela, se practica el debridamiento de partes blandas. Etcheto, H. et al. (2008).

Ochenta años después este ligamento es conocido debido a las influencias en la artroscopia de tobillo posterior de dos portales (también conocido como el abordaje posterior del pie de van Dijk). Van Dijk describe cómo el ligamento impide que los artroscopitas entren a la articulación del tobillo a través de los portales posteriores y aconseja que el ligamento debe ser cortado. Cortar el ligamento no ha sido demostrado que cause algún problema, la exacta biomecánica queda por determinar según Wiegerinck (2014), aunque Canela la explica en su trabajo.

Me imagino las decenas de cadáveres que tuvo que disecar y evaluar para poder llegar a estas conclusiones. El lector debe entender que cuando un anatomista descubre o describe un elemento anatómico, esto no es un hecho fortuito, sino es fruto de la minuciosa investigación, la revisión bibliográfica, la disección abundante, la observación y la comprobación del hecho, de esta manera se llegan entonces a bautizar un elemento anatómico con el nombre de la persona que lo investigó (descubrió). Con esto quiero hacer entender al novel lector que no *"abrió"* un cadáver y fruto de la coincidencia lo descubrió, sino que ha sucedido como referimos anteriormente.

A veces como veremos más adelante son trabajos de tesis académicas (investigaciones) que logran llegar a conclusiones de un nuevo elemento como por ejemplo el **ligamento superficial íleo-articular** uno de los ligamentos sacro-iliacos posteriores y conocidos con el epónimo de Hakim-Canela. ¡Sí!!, otro ligamento el cual describiremos más adelante.

Al mismo tiempo de realizar este descubrimiento, el Prof. Rouvière le encarga a su mejor discípulo (Canela Lázaro) el comprobar la veracidad, importancia y relevancia sobre lo que unos alemanes investigaban en cuanto a la distribución de los linfáticos pélvicos, ya Canela Lázaro tenía un precedente en los linfáticos de la región, porque su trabajo por el título de *Asistant Etranger* lo fue con: *Les Lymphatiques du Col de Uterus*, y por su dedicación que lo caracterizaba, no sólo confirmó la investigación de los alemanes sino que también la mejoró, viajó a Berlín a discutir con los anatomistas alemanes y allí presenta su minucioso trabajo como el solía realizar, aquí sorprendió y no solo eso demostró que las conexiones y cadenas linfáticas iban más allá de lo que los alemanes habían investigado.

CONNEXIONS GANGLIONNAIRES
DES
LYMPHATIQUES DE L'UTÉRUS

Par Canela LAZARO

Les récentes discussions à la Société de Chirurgie, à propos du traitement du cancer de l'utérus, sur les connexions ganglionnaires des lymphatiques de cet organe, sont restées sans conclusion. Les dispositions anatomiques qui ont été décrites sont différentes et ont été contestées. Or, les faits ne peuvent être discutés; mais il est possible de prolonger, de pousser la recherche, de multiplier les observations, de manière à établir quelle est, des dispositions différentes qui ont été affirmées et qui s'opposent, celle qui est normale, c'est-à-dire celle qui se présente dans la majorité des cas.

C'est dans ce but que mon maître, le professeur Rouvière, m'a engagé à reprendre l'étude des connexions lymphatiques de l'utérus et de leurs connexions ganglionnaires.

Avant d'exposer les résultats de mes observations, je crois utile de résumer ceux qu'ont obtenus les auteurs qui ont étudié avant moi les lymphatiques : Mascagni, Sappey, Poirier, Bruhns, Peiser, Cunéo et Marcille et enfin Leveuf et Godard.

Mascagni[1] distingue dans les lymphatiques de l'utérus ceux de la partie supérieure et ceux de la partie inférieure. Il apparaît ainsi moins précis que les auteurs modernes qui divisent les lymphatiques de l'utérus en lymphatiques du corps et lymphatiques du col. Mais on peut se demander si la division de Mascagni n'est pas la plus rationnelle puisque aujourd'hui même, quoique influencés par les problèmes de pathologie chirurgicale, nous sommes obligés de reconnaître que la division en territoires lymphatiques du col et du corps est trop rigide. Nous verrons, en effet, que les collecteurs de la plus grande partie des lymphatiques du corps, ainsi que les lymphatiques de la partie supérieure du vagin, s'unissent pour former des unités pédiculaires, c'est-à-dire des groupes de collecteurs aboutissant au même relais ganglionnaire.

Selon Mascagni, les efférents de la partie supérieure de l'utérus chevauchent dans les ligaments larges et forment avec ceux de l'ovaire et de la trompe un plexus sous-ovarique d'où naissent deux ou trois collecteurs qui gagnent les gan-

[1. Mascagni : *Vasorum lymphaticorum corporis humani*, t. MDCCLXXXVII, p. 41 et planche XIV, p. 92.]

glions juxta-aortiques. Cependant certains vaisseaux lymphatiques de la partie supérieure du corps suivent le même trajet mais restent pendants du plexus sous-ovarique, tandis qu'un autre collecteur longe le ligament rond aller aux ganglions inguinaux.

Les collecteurs efférents de la partie rieure de l'utérus et de la partie voisine du v se rendent aux ganglions latéro-pelviens, à-dire aux ganglions satellites des vais iliaques.

Nous ne nous arrêterons pas à la descrip de Sappey[2], et d'après laquelle les lymphati du col de l'utérus sont surtout tributaires ganglions hypogastriques. Elle est en oppos avec les constatations de tous les auteurs cbaux, et tient sans doute à ce qu'elle est f sur un très petit nombre d'observations. Cependant, Sappey décrit un collecteur qui émerge corne utérine et aboutit aux ganglions aor lombaires ou les efférents du plexus sous rique.

Parmi les faits que Poirier[3] a mis en dence, l'un des plus intéressants consiste

[2. Sappey : *Anatomie, Physiologie, Pathologie vaisseaux lymphatiques considérés chez l'homme vertébrés*, 1874.]

[3. Poirier : *Lymphatiques des organes génitaux femme. Progrès Médical*, 1890.]

1488   LA PRESSE MÉDICALE, Samedi, 22 Septembre 1934   N° 76

l'existence d'un tronc anastomotique latéro-utérin qui naît entre les lymphatiques du col et du corps de l'utérus et qui court de chaque côté de l'utérus, le long et en dehors de l'artère utérine. Pour le reste, sa description se confond dans ses grandes lignes avec celle de Bruhns que nous allons analyser.

Bruhns[4] reconnaît, comme Sappey et Poirier, deux groupes de collecteurs utérins : l'un pour le col, l'autre pour le corps. Bruhns n'a-t-il pas vu de collecteurs du col aller aux ganglions hypogastriques, comme Sappey l'avait décrit. De même chez Poirier, il fait aboutir *normalement* tous les efférents du col aux ganglions placés dans l'angle de bifurcation de l'artère iliaque primitive. Mais sa description est plus exacte et plus précise que celle de Poirier : ces collecteurs, dit-il, sont satellites de l'artère utérine et leur premier relais ganglionnaire est dans la chaîne moyenne du groupe iliaque externe.

En ce qui concerne les lymphatiques du corps utérin, Bruhns distingue avec Mascagni[1] : des collecteurs satellites des vaisseaux utéro-ovariens et tributaires des ganglions aortico-lombaires; 2° des collecteurs qui longent le ligament rond jusqu'aux

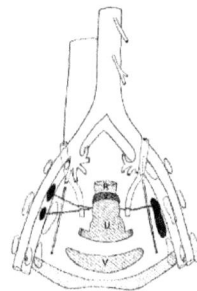

Fig. 1. — Connexions des lymphatiques du col de l'utérus : à droite, avec les ganglions de la chaîne moyenne du groupe iliaque externe; à gauche, avec les ganglions de la chaîne interne de ce même groupe (schématique).

ganglions inguinaux. Mais il considère que ces troncs efférents viennent du fond de l'utérus; ceux de la partie moyenne du corps se rendent, comme ceux du col, aux ganglions de la bifurcation.

D'après Peiser[5], le ganglion qui reçoit le plus souvent les lymphatiques du col est sur la paroi latérale du petit bassin entre la veine iliaque externe et le nerf obturateur. Il s'agit évidemment d'un élément de la *chaîne interne* des ganglions iliaques externes.

Cunéo et Marcille[6] décrivent trois pédicules; l'un d'eux, le pédicule iliaque externe, se com-

[4. Bruhns : *Ueber die Lymphgefässe der weiblichen Genitalien nebst einigen Bemerkungen über die Topographie der Leistendrüsen*. Archiv. für Anat. und Physiol., 1898.]

[5. Peiser : *Anatomische und klinische Untersuchungen über das Lymphosystem des Uterus mit besonderer Berücksichtigung der Totalexstirpation bei Carcinoma*. etc. Zeitschr. f. Geburtshülfe und Gynäk., t. XXXIII, 1895, p. 583-623.]

[6. Cunéo et Marcille et Marcille : Lymphatiques et ganglions ilio-pelviens. Thèse de Paris, 1902.]

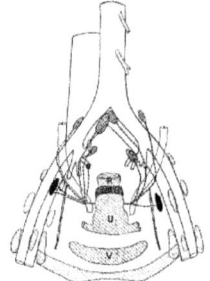
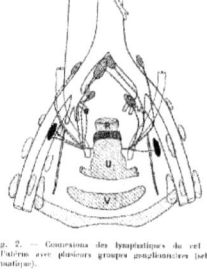

Fig. 2. — Connexions des lymphatiques du col de l'utérus avec plusieurs groupes ganglionnaires (schématique).

pose de deux à trois troncs qui se terminent dans les ganglions moyen et supérieur de la chaîne moyenne du groupe iliaque externe. Ces deux autres pédicules, l'un est tributaire des ganglions hypogastriques, l'autre des ganglions du promontoire.

Des recherches anatomiques faites de 1919 à 1923 par Leveuf et Godard[7] ont amené ces deux auteurs à admettre, « en opposition avec la doctrine classique », que le courant lymphatique de l'utérus suit une voie d'élection qu'ils ont appelée voie *principale*. Les collecteurs qui la composent émergent de la paroi latérale de l'utérus, suivent d'abord l'artère utérine, croisent ensuite l'artère ombilicale et se terminent

Les recherches anatomiques faites de 1919 à 1923 par Leveuf et Godard[7] ont amené ces deux auteurs à admettre, « en opposition avec la doctrine classique », que le courant lymphatique de l'utérus suit une voie d'élection qu'ils ont appelée voie *principale*. Les collecteurs qui la composent émergent de la paroi latérale de l'utérus, suivent d'abord l'artère utérine, croisent ensuite l'artère ombilicale et se terminent

[7. J. Leveuf et H. Godard : Les lymphatiques de l'utérus. Revue de Chirurgie, t. LXI, 1923, p. 219-248.]
[7. Leveuf : L'envahissement des ganglions lymphatiques dans le cancer du col de l'utérus. Bull. et Mém. de la Soc. de Chirurgie, 1931, p. 662-671.]

dans un ganglion que Leveuf et Godard appellent *ganglion principal*. Celui-ci n'est autre que ce que nous appelons, avec Cunéo et Marcille, ganglion moyen de la *chaîne interne* des ganglions iliaques externes.

Voici quelques chiffres qui précisent la description que ces auteurs ont donnée des connexions ganglionnaires de leur voie principale :

Leveuf et Godard ont fait porter leurs recherches sur 60 sujets. Ils comptent deux cas, c'est-à-dire deux dispositions possibles par sujet, une pour chacun des côtés, soit : 120 cas.

Il faut distinguer dans leurs résultats ceux qui concernent l'existence de la voie principale et ceux qui ont trait aux connexions ganglionnaires des lymphatiques qui composent cette voie.

Ils ont constaté l'existence de la voie principale dans les 120 cas.

Mais ils n'ont précisé les connexions ganglionnaires de ce pédicule principal que sur 35 sujets, c'est-à-dire sur 70 cas. Le pédicule lymphatique se jetait : 21 fois dans un ganglion prévéineux ou de la chaîne moyenne des ganglions iliaques externes; 30 fois dans un ganglion sous-veineux

ou de la chaîne interne des ganglions iliaques externes, et 16 fois dans un ganglion en situation intermédiaire aux deux précédentes, c'est-à-dire en partie prévéineux et en partie sous-veineux.

En résumé, deux affirmations s'opposent : l'une de Bruhns, Cunéo et Marcille, d'après laquelle les lymphatiques du col se terminent dans les éléments de la *chaîne moyenne* des ganglions iliaques externes, l'autre de Peiser, Leveuf et Godard pour qui le premier échelon ganglionnaire des lymphatiques du col est le plus souvent représenté par la *chaîne interne* de ce même groupe ganglionnaire.

RECHERCHES PERSONNELLES.

A. LYMPHATIQUES DU COL. — Si je compte, comme Leveuf et Godard suivant de cas ou de préparations de col côtés (droit ou gauche) où j'ai obtenu de bons résultats, je peux dire que j'ai fait sur 130 *troncs* préparations des lymphatiques du col de l'utérus.

1° Dans 62 cas sur 130, les lymphatiques du col étaient en connexion avec les seuls ganglions

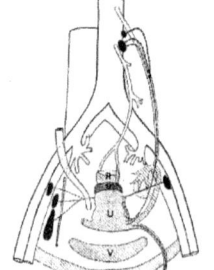

Fig. 4. — Connexions anormales des lymphatiques du col de l'utérus : à droite, avec un ganglion externe du groupe iliaque primitif; à gauche, avec un ganglion hypogastrique (schématique).

Fig. 3. — A droite, connexions des lymphatiques du col de l'utérus à la fois avec les ganglions des chaînes moyenne et externe du groupe iliaque externe; à gauche, connexions ganglionnaires normales des lymphatiques du corps de l'utérus (schématique).

En esta investigación como él dice se había basado en 130 preparaciones linfáticas sobre cadáveres, como lo habían hecho sus predecesores. Este estudio lo publicó en el Presse Medicale y en la *Reuve D´anatomie Patologique De Paris*, con el título *Connexions Ganglionnaires des Lymphatiques de l'Utérus* (1934), en el Presse Méd. N° 76, 15 p. y en *Quel est le premier relai ganglionnaire normale du pedicule iliaque externe des collecteurs lymphatiques cervico-uterins?*.

No esta demás decir que una de las más grandes y más completa obra de investigación acerca del sistema linfático del humano es el trabajo de Henri Rouvière, *Anatomie des Lymphatiques de l'Homme* (1932), probablemente en ediciones posteriores se le hicieron las correcciones de lugar ya que el trabajo de Canela se publicó como han podido leer en 1934, para comprobar este hecho habría que conseguir un ejemplar de este trabajo de Rouvière en la biblioteca de anatomía de la universidad de Paris, y no dudo que el nombre de Canela Lázaro este plasmado allí.

Estos conceptos sobre los linfáticos son de enorme valor en cirugía oncológica de la región pelviana, y fue de gran trascendencia para los franceses en el ámbito científico, ya que le propusieron el título de *Homme de Science* (Hombre de Ciencias). Debemos destacar que el Hombre de Ciencia se distingue por sus capacidades intelectuales excepcionales, sus conocimientos científicos y su apetito de descubrimiento. Para ese entonces habían pasado más presidentes por el podio presidencial en Francia que Hombres de Ciencia. Pero nuestro Miguel lo rechazó ya que debía hacerse ciudadano francés y renunciar a la ciudadanía dominicana, que dominicano tan fuera de serie, como dijo una vez el físico y astrónomo, Galileo Galilei (1564-1642): *"En cuestiones de ciencia, la autoridad de mil no vale lo que el humilde razonamiento de un sólo individuo".*

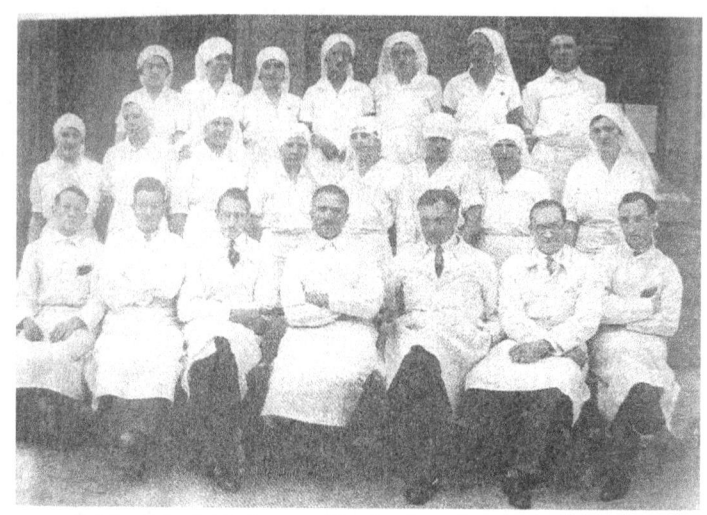

Internos del hospital Necker en París, Canela segundo de izquierda a derecha.

En este sentido el medico mexicano Ruy Pérez Tamayo en su libro Acerca de Minerva (1986), dice: *"el investigador científico es un animal peculiar, no tanto por las metas que obstinadamente persigue sino por las que sistemáticamente excluye de sus prioridades, muchas veces en obvio detrimento de su progreso económico y/o de su carrera académica. El interés primario de este tipo de Homo Sapiens (existen pocos ejemplares vivos en cautiverio y se teme por su supervivencia) es el conocimiento científico per se; el investigador quiere saber cómo está hecha y cómo funciona la naturaleza... pero a pesar de la ínfima opinión oficial sobre la relevancia del investigador científico, hasta hoy no ha sido posible sustituirlo con algún otro elemento, sea humano o electrónico"*, esta sin dudas es una descripción de lo que fue Miguel Canela Lázaro.

El biógrafo de Canela, Antonio Zaglul, hace una buena observación al notar que Canela Lázaro aparece nueva vez en el libro de Rouvière en lo referente esta vez a la articulación sacroilíaca, el **haz superficial íleo-articular** del ligamento sacro-iliaco posterior y que es conocido con el epónimo de Hakim-Canela. Investigando por la Internet pude averiguar quién era este médico: Hakim.

Como Zaglul, no contó probablemente con este recurso, la Internet, no pudo determinar exactamente quién era Hakim, aunque estuvo muy acertada su hipótesis sobre este personaje. Este Iraní era **Manoutchehr Hakim** (¿-1981) a la razón un médico que estaba realizando su trabajo de tesis de doctorado en Paris: *Recherches Sur l'Articulation Sacro-Illiaque Chez l'Homme et Chez les Anthropoides* (1937), supervisado por el Doctor Rouvière, quien fungía como jefe de trabajos anatómicos; debemos destacar que en la pagina 12 de la tesis del doctor Hakim, después de agradecer al Profesor Rouvière y otras personas que participaron en la tesis, dice al final de la página, *"Terminemos diciendo que uno de los capítulos de nuestro trabajo (la parte ilio-articular), se ha escrito en colaboración con nuestro amigo el señor Doctor M. Canela"*, con estas palabras podemos afirmar que Miguel Canela Lázaro es el codescubridor de los fascículos superficiales (ilio-articular) de los ligamentos sacroiliacos posteriores (ver Anatomía Humana de Rouvière, 1948). Ver en tomo II figura 55 pag. 53 y pag. 66 y fig. 64 pag. 67.

— 12 —

Docteur Manoutchehr HAKIM
De la Faculté de Médecine de Paris

RECHERCHES
SUR
L'ARTICULATION SACRO-ILIAQUE
CHEZ L'HOMME
ET CHEZ LES ANTHROPOÏDES

avec 27 figures originales d'après nature

Travail du Laboratoire d'Anatomie du Professeur H. ROUVIÈRE
et du Laboratoire d'Anatomie Comparée du Professeur ANTHONY

LIBRAIRIE MÉDICALE MARCEL VIGNE
PARIS 1937

la description bien connue des surfaces articulaires osseuses.

Le chapitre VI est consacré à l'articulation sacro-iliaque des Anthropoïdes.

Qu'il nous soit permis, dès le début de ce travail, d'adresser à notre maître, M. le Professeur Rouvière, dans le laboratoire duquel nous avons fait notre apprentissage d'anatomiste, nos plus sincères sentiments de reconnaissance pour ses conseils inlassables, conseils dont nous espérons un jour nous rendre digne et pour ses directives éclairées au cours de ces recherches.

C'est grâce à M. le Professeur Anthony que nous avons pu étudier les Anthropoïdes. Nous avons trouvé dans son laboratoire en sa personne et celle de son dévoué assistant M. Clavelin le plus aimable accueil. Nous les en remercions profondément.

Aussi nous prions M. le Docteur M. Augier, assistant du Laboratoire d'Anatomie, de voir dans ces lignes l'expression de notre gratitude et de nos remerciements pour les conseils qu'il nous a donnés avec tant de patience et bienveillante attention, durant la rédaction de ce travail.

Toutes les figures au trait qui accompagnent ce texte, sont originales et ont été exécutées d'après nature grâce au talent et à l'exactitude d'observation de Mademoiselle G. Landoy.

Nous devons remercier M.P. Roux pour l'aide technique précieuse qu'il nous a apportée dans nos préparations microscopiques.

Terminons en disant qu'un des chapitres de notre travail (le plan ilio-articulaire) a été écrit en collaboration avec notre ami M. le Docteur M. Canela.

Copia inédita de la presentación y los agradecimientos de la tesis del doctor Manoutchehr Hakim, léase el último párrafo de la página derecha. Fuente: Base de datos Iraní (2004).

Nótese que en el libro de anatomía humana del Prof. Rouvière anterior a esta tesis el usaba la figura de Poirier y Charpy para la mencionada articulación y luego la actualizó por los trabajos de Hakim-Canela. Esta tesis con 27 figuras originales y que se pueden observar dos de ellas en la 14va edición del libro de Anatomía Humana del Dr. Rouvière, con el nombre de Hakim-Canela. Para este capitulo Hakim y Canela según dice el mismo en la tesis disecaron *"70 articulaciones en 45 cadáveres"*, algo realmente sorprendente. Aquí se puede ver una muestra de la grandeza, de la gran actividad disectiva y de investigación que realizó Canela Lázaro en playas extranjeras. Entonces podemos decir con orgullo que el dominicano Miguel Francisco. Canela Lázaro es el descubridor del *ligamento peroneo-astrágalo-calcáneo* y codescubridor de un *fascículo* del ligamento superficial íleo-articular o ligamento sacro-iliaco posterior.

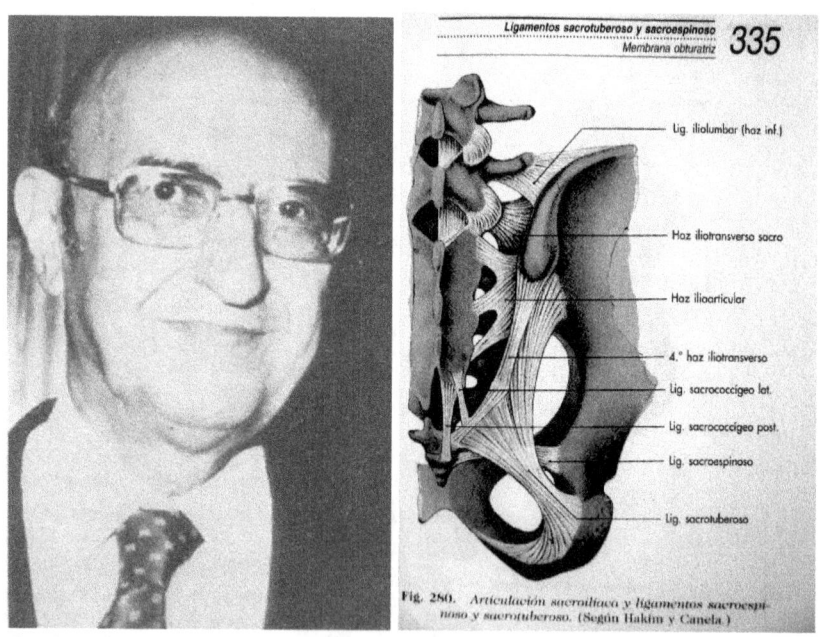

A la derecha Manoutchehr Hakim. Al lado Dibujo del libro de Anatomía Humana tomo III de Rouvière donde se observa en el pie de la figura, según Hakim y Canela.

Sobre el profesor Manoutchehr Hakim, diremos brevemente que

posteriormente llegó a ser un médico de reputación internacional, fundador de la enseñanza médica en su país, Hombre de Ciencias, ocupo durante toda su vida profesional la cátedra de anatomía a la Facultad de medicina de la Universidad de Teherán y la Universidad de Milli.

El 12 de enero, una persona llamó por teléfono al profesor Hakim pidiéndole urgentemente una consulta después mientras que el profesor estaba solo en su consultorio. Entro el falso paciente y lo mató de varios balazos en la cabeza. Los que habían dado la orden de este asesinato pensaban suscitar el terror y la desesperación, pero puesto que se había asesinado al profesor Hakim, nada prohibía hacerle entierros nacionales. Su entierro dio lugar a la primera manifestación organizada por el Baha'is en Irán en colaboración con el cuerpo médico y al que asistieron miles de personas a rendirle un último tributo. Con estas palabras lo recuerda su hija Cristhine:

"Aunque entrecruzada de numerosos viajes y estancias en el extranjero, mis padres construyen su vida en Teherán. Mi padre, el Profesor Manuchihr Hakim, se convirtió en un médico de gran notoriedad. Es muy respetado y muy querido por sus conciudadanos por sus obras científicas y humanitarias, como por su personalidad justa y su rectitud moral. Detrás de sus anteojos, sus ojos reflejan la bondad y la humildad, sonríen y se plantean con delicadeza sobre cada ser. Esta mirada calurosa llega a numerosos corazones dañados. Su voz es suave y blanda; al mismo tiempo, fuerza, equilibrio y determinación emanan de su persona. Todas las facetas de su vida reflejan su dedicación para aliviar el sufrimiento humano. Es esencialmente en su fé que dibuja una fuerza más allá de sí mismo.
Mi padre es un apasionado de la anatomía, nos habla en este sentido como uno de los milagros de la creación. No sé cómo puede encontrar el tiempo de redactar y publicar el resultado de sus perpetuas investigaciones en una veintena de obras de medicina, los primeros libros de anatomía escritos en iraní, siempre puesto al día con los más recientes

descubrimientos mundiales e ilustrado por los dibujos de anatomía de mi madre. En sus estudios en París, mi hermano encuentra una determinada emoción al citar a mi padre en los libros de medicina de Rouvière como el que descubrió el ligamento sacrolumbar que lleva su nombre". (Hakim-Samandari, Ch,1982).

Con el avance alemán en la 2da Guerra Mundial hacia Francia, Miguel Canela se va a España llegando a la Embajada Dominicana donde le consiguen dinero para regresar a su país natal, donde ya su fama era bien conocida. A su regreso y luego de permanecer cerca de 12 años en Francia llega a Santo Domingo en el 1940, y con los méritos alcanzados en esta metrópolis, es cuando Antonio Zaglul, en ese entonces, un practicante del *Hospital San Antonio*, ya los médicos de este Hospital comentaban que había llegado un genio de la medicina dominicana *(Zaglul, 1998)*. Fue nombrado con el cargo de catedrático de la Facultad de Ciencias de la Salud de la Universidad de Santo Domingo (hoy Autónoma), mediante decreto No. 3023 de septiembre del 1945, donde luego de inaugurado el hoy Instituto Anatómico lo nombraron Director del mismo.

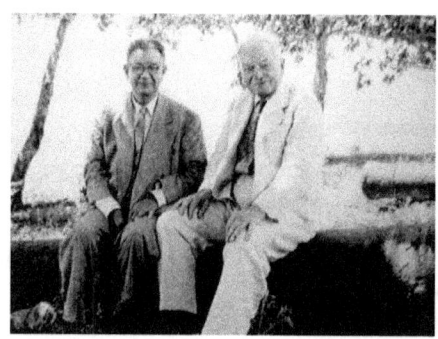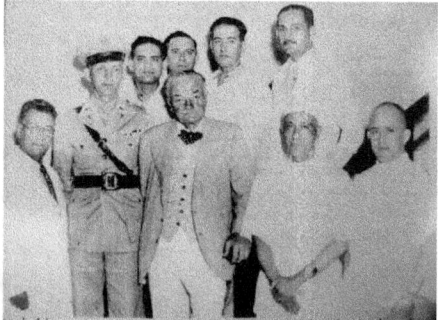

Canela y el profesor Marion en Santo Domingo. A la derecha en la escalera del Hospital Marion, hoy Facultad de Ciencias Médicas de la UASD; Canela, Robiou (jefe de sanidad militar), Marion, González Cruz, Soba, Espaillat, Galard, Polanco Billini y Abel González. Fuente: Zaglul (1998).

Su pasión que desde joven lo fue la naturaleza sigue con igual fuerza y se dedica a la botánica, como relata el Dr. Rafael Miranda en su libro Historia *de la Medicina* (1960) escribe, *"...su vocación por desentrañar los secretos de la naturaleza lo domino hasta llevarlo nuevamente a su eterno peregrinaje por los campos como un cazador constante de los tesoros escondidos en la intimidad de la foresta, en la apacibilidad de los valles o en las empinadas cumbres de las cordilleras"*. Una vez se propuso nombra el Parque J. Armando Bermúdez con su nombre a lo cual el declinó, así como también se propuso una vez muerto Trujillo ponerle el nombre de *Miguel Canela* al segundo pico más alto del país, escalado y medido, por Canela Lázaro y conocida este como la *Pelona o Rucilla*.

Veamos algunos de los rasgos de su personalidad, sin dudas un hombre fuera de lo común, descritas por su sobrino el destacado ginecólogo Dr. Ramón Canela, era parco al hablar, respetuoso hasta con los niños, un gran concepto del derecho ajeno, siempre usaba el mismo traje para vestir, usaba un zapato especial hecho en una horma en Paris, no fuma, ni usa alcohol, salvo en ocasiones especiales cuando recibía la visita de sus famosos amigos el urólogo francés **George Jean Batiste Camile Marion** (1869-1960) el cual decía de Canela *"mi humilde y grande hermano"*; el presidente de *l'Académie de médecine de Paris*, André Sicard hijo (1904-2002); el famoso botánico del *Muséum National d'histoire naturelle* de París, Henri Jean Humbert (1887-1967), entre otros.

Nunca contrajo matrimonio, hecho que se atribuye a la pérdida de su prometida en un bombardeo alemán a París, no tuvo hijos y todos sus empeños familiares los orientó a la educación de sus hermanos, hermanos de padres y sobrinos.

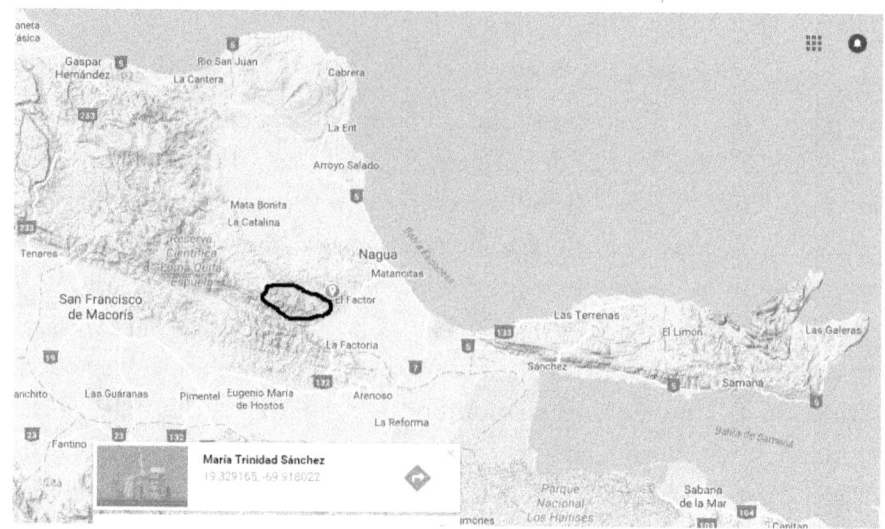

La reserva científica Miguel Canela Lázaro (Loma de Guaconejo).

Un hecho imperecedero en la memoria del Dr. Ramón Canela y que tomamos del ya mencionado libro de Zaglul, la más completa biografía sobre Canela Lázaro, lo siguiente: *"un día antes de unas pruebas finales, llovía a cantaros, noche de tormenta, negra y con descargas eléctricas continuas, le preguntamos que si el disponía de papel en blanco y un lápiz rojo y su contestación fue negativa. Continuamos con el angustioso devorar de nuestros libros, hasta que pasada aproximadamente una hora sentimos que alguien en entraba a la casa y grande fue nuestra sorpresa cuando vimos que llegaba el, mas empapado que un pollito, y guardando con celo y misterio un paquete debajo del saco, el cual contenía lo papeles y el lápiz que le habíamos solicitado…",* así de sencillo y humilde fue este *Hombre de Ciencia.*

El herbario (hoy Jardín Botánico Dr. Fco. Moscoso Puello) fue dirigido por Dr. Miguel Canela honoríficamente entre los años de 1952-1954. Llevó parte de su herbario (aprox. 5000 especímenes) en 1958 al Museo Nacional de Historia Natural en Paris, para dedicarse a la identificación de sus plantas recolectadas, contribuyendo de esta manera nuestra flora sea bien conocida en playas extranjeras.

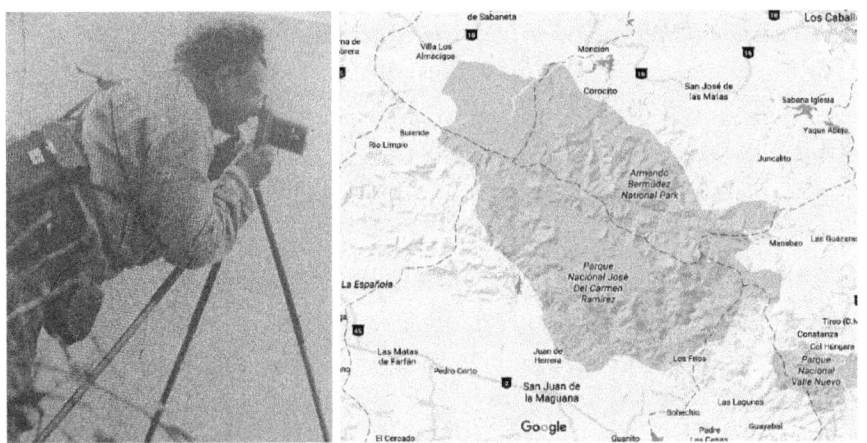

Miguel Canela Lázaro realizado fotografías de la foresta, al lado la delimitación hecha por el del parque nacional J. Armando Bermúdez.

En el sistema dominicano de honores, un conjunto de premios otorgados a individuos, nacionales o extranjeros, civiles y militares por valor, logros alcanzados o servicios distinguidos en favor de la República Dominicana y méritos sobresalientes en las artes o la ciencia, en tal sentido en 1970, Miguel Canela Lázaro fue condecorado por Decreto Presidencial con la *Orden Heráldica de Cristóbal Colon, grado de Caballero.*

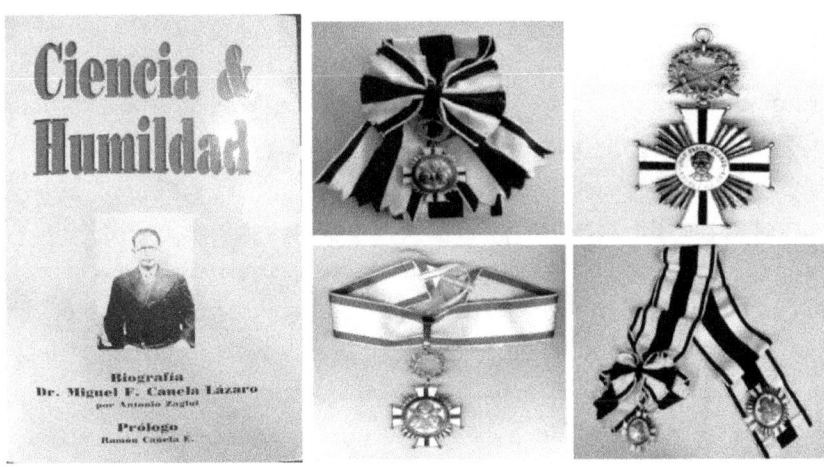

Portadas de los libros "Ciencia y Humildad" de Antonio Zaglul y

condecoración al mérito Duarte, Sánchez y Mella.

Se le atribuye a Winston Churchill el haber dicho que *"las condecoraciones y los honores nunca deben buscarse, nunca deben rechazarse y nunca deben mostrarse";* al parecer, se dice, que no fue a recibir la condecoración tal vez por su gran humildad.

Me parece oír en mi interior al entonces Presidente de la Republica decir en el acto de imposición de la condecoración: *"... es para mí motivo de profunda satisfacción, Dr. Miguel Canela Lázaro, imponerle la condecoración (…) con que el pueblo y el Gobierno de la República Dominicana ha decidido honrarle en justo reconocimiento a sus altos merecimientos como ciudadano virtuoso, hombre de ciencia, protector de la naturaleza e inmortalizar su nombre y con él a la Republica Dominicana.... Permítame, doctor, que proceda ahora a imponerle la banda alegórica y las joyas que representan el alto honor que le ha sido conferido por el pueblo de la República Dominicana en reconocimiento a sus altos merecimientos y a sus virtudes ciudadanas...".*

En 1985 el Poder Ejecutivo creó la *Medalla de Oro Miguel Canela Lázaro,* para ser otorgada cada Día del Árbol a los centros educativos públicos y privados que se destacaran en sus esfuerzos por la reforestación nacional. Solamente la Universidad Nacional Pedro Henríquez Ureña (UNPHU) recibió tal distinción en 1986 y, que se sepa, no ha sido concedido posteriormente.

En una emisión postal del Instituto Postal Dominicano en homenaje al Dr. Miguel Canela Lázaro emitió un sello en el año 2022.

Mientras que de manera póstuma y según la Ley no. 64-00, Ley General sobre medio ambiente y recursos naturales en el Decreto N° 233-96, del 30 de julio de 1996, que aplica las categorías establecidas a las normas de la unión mundial para la naturaleza (UICN), declara *Reserva Científica Miguel Canela Lázaro,* la Loma Guaconejo en la provincia María Trinidad Sánchez, la cual tiene una extensión de 23 km.

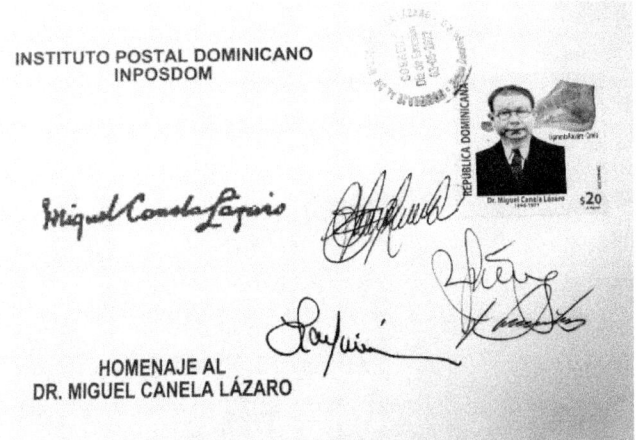

Carta postal con sello del Dr. Miguel Canela Lázaro

El 1ro de diciembre de 1977 en Santo Domingo fallece por complicaciones cardiacas a la edad de 83 años, el Dr. Miguel Canela Lázaro y fue sepultado según su deseo en la ciudad de Salcedo rodeado de sus familiares, con humildad, rasgo que siempre lo caracterizo en vida, finalizando así de esta manera la vida de un gran hombre consagrado a las ciencias, el cual engrandece y enorgullece a la Patria.

Llega a colación parte del discurso del laureado premio Nobel el español Santiago Ramón y Cajal, dicho el mismo en el paraninfo de la Universidad Central en el año 1900, con motivo del homenaje que la universidad española le rindió, al serle concedido el premio internacional de Moscú, por el Congreso Internacional de Medicina de París.

De éste memorable acto fue testigo de excepción la juventud universitaria española de aquel entonces y a ella dedicó el Maestro su magistral lección: *"A Patria Chica, Alma Grande"*, y en ella describe el alma noble y humilde de los *Hombres de Ciencia;* estas fueron sus palabras en aquel acto académico:

"No soy, en realidad un sabio, sino un patriota; tengo más de obrero infatigable que de arquitecto calculador.....La historia de mis méritos es muy sencilla: es la vulgarísima historia de una voluntad indomable resuelta a triunfar a toda costa".

"Mi fuerza fue el sentimiento patriótico; mi norte, el enaltecimiento de la toga universitaria; mi ideal, aumentar el caudal de ideas......... circulantes por el mundo, granjeando respeto y simpatía para nuestra Ciencia".

"Harto modestos son los lauros conquistados; más si en algo los estimáis, bríndolos de todo corazón a la Universidad...como ofrenda del discípulo reverente al "Alma Mater" y con ese noble orgullo con que el soldado consigna a la Virgen, que le amparó en trances difíciles, el humilde trofeo ganado en playas remotas".

"Me dirijo, a vosotros, los jóvenes, los hombres del mañana. En éstos últimos luctuosos tiempos, la Patria se ha achicado; pero vosotros debéis decir: A Patria chica alma grande".

Los años pasan, las generaciones se suceden y es triste que frecuentemente los jóvenes que cursan las ciencias de la salud, no conozcan su historia, sus inicios, los pioneros y maestros trascendentes; y cómo se han sucedido los acontecimientos, hasta la terminación de sus estudios de postgrado.

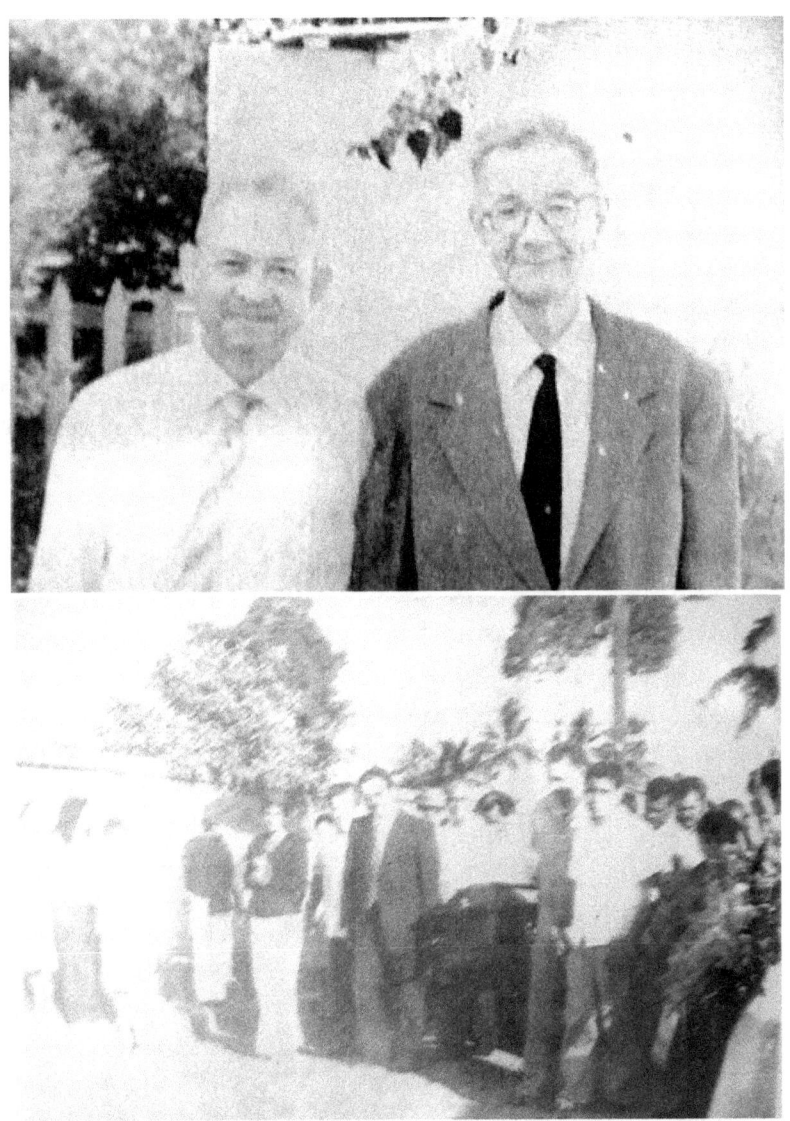

Miguel Canela Lázaro a los 80 años de edad acompañado de un familiar, Delio Canela. A la derecha acto de sepelio con la humildad que siempre lo caracterizó. Fuente: Zaglul, 1998.

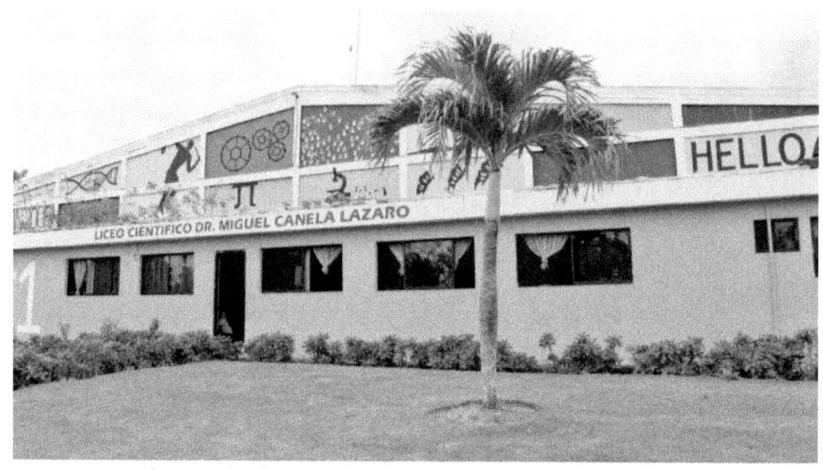

Liceo Científico en la provincia Hermanas Mirabal que lleva su nombre.

Quizá la culpa no sea sólo de ellos, sino de los mentores, que no se ocupan de formar en los jóvenes la conciencia de dar valor a quien valor merece; y al Dr. Canela Lázaro, se le debe mencionar, en la historia de la anatomía humana, por sus aportaciones ya expresadas. Como dijo Alberto Anaya sobre Cajal *"los sabios de todo el país deberían seguir sus pisadas, las de un hombre que no fue sólo un genio de la ciencia sino también un irrepetible compuesto de grandeza personal, bondad, inteligencia, generosidad, sacrificio, amor al género humano, fé en el esfuerzo, entrega ilimitada, carisma, cultura, humildad, perseverancia y simple humanidad compartida generosamente con sus conciudadanos..." ... "Ni ha habido nadie como él ni es probable que vuelva a haberlo nunca. De modo que, ya que tuvimos la suerte de tenerlo, de que fuera uno de los nuestros, será mejor que intentemos ajustar nuestra vida a su grandeza y aprendamos a vivir con su ejemplo, sabiendo que imitarle, que seguir su huella podrá sólo ennoblecer nuestra vida y dar sentido y profundidad a nuestro camino".*

Definitivamente un inmortal en la historia de la anatomía y las ciencias de la salud; Miguel Francisco Canela Lázaro, el *Noble Hombre de Ciencias Dominicano*.

BIBILIOGRAFIA

1. Alfau, R.: Médicos en la Historia y en la Vida. Cocolo editorial, 2001.

2. Anaya A.: Cajal en Madrid. La deuda de Madrid con Cajal. Museo, Cátedra e Itinerario. Volumen 35 Número 4. Pag. 423-431. 2002.

3. Base de datos iraní. Disponible en la Web: http://dbase.irandoc.ac.ir/00223/00223230.htm. 2004

4. Canela, L. (1934). Quel est le premier relai ganglionnaire normale du pedicule iliaque externe des collecteurs lymphatiques cervico-uterins. In Annales d'Anatomie Pathologique (Vol. 11, pp. 740-741).

5. Canela, M. (1934). Medic@ - Résultats — BIU Santé, Paris. [online] Biusante.parisdescartes.fr. Disponible en: http://www.biusante.parisdescartes.fr/histmed/medica/page?1000 00x1934xartorig&p=1504 [Accedido 31 Aug. 2016].

6. Castiglioni, A. (1943). Andreas Vesalius: Professor at the Medical School of Padua. Bulletin of the New York Academy of Medicine, 19(11), 766.

7. Cortés, S. T. (s.f.) Evolución de la cirugía. Revista de la Universidad Nacional (1944-1992), (4), 239-258. Disponible en la web: http://www.bdigital.unal.edu.co/638/14/9789587194036.14.pdf [Accedido 31 Aug. 2016].

8. De Jesús, J.: Colectores de Plantas de la Hispaniola, Ed. UCMM. 1985.

9. Dobal, C. (1980) Traslado y Comprobación de los Restos del Presidente Ulises Heureaux. Clio 161. 14-25

10. Dollero, A. (1916). ... Cultura cubana:(Cuban culture). Impr." El Siglo XX" de A. Miranda. 426.

11. Etcheto, H. et al. (2008). Endoscopia posterior de tobillo Tenosinovectomía endoscópica del Flexor hallucis longus [online] Disponible en: https://www.researchgate.net/profile/Jorge_Del_Vecchio/publica tion/281035480_Endoscopia_posterior_de_tobillo_Tenosinovecto mia_endoscopica_del_Flexor_hallucis_longus/links/55d240db08a e0a3417213ffc.pdf [Accedido 31 Aug. 2016].

12. Fajardo-Ortiz, G. (2006). Perfiles y ruinas del primer hospital de América: Hospital San Nicolás de Bari, en Santo Domingo, República Dominicana. Gaceta médica de México, 142(1), 75-77.

13. González, N.: Notas Sobre la Historia de la Medicina en Colombia. Heraldo Medico. Volumen XXIII No. 228, 2001.

14. Hakim, M. (1937). Recherches Sur l'Articulation Sacro-Illiaque Chez l'Homme et Chez les Anthropoides. [online], Iranian Research Institute for Information Science and Technology, Sitio web: http://dbase.irandoc.ac.ir/00223/00223230.htm. [Accedido el 4 Sep. 2004].

15. Hakim-Samandari. Ch. (1994). Les baha'is ou la victoire sur la violence. de Médiathèque baha'ie, Sitio web: http://www.bahai-biblio.org/centre-doc/ouvrage/bahais-ou-victoire-sur-la-violence.htm [Accedido el 4 Sep. 2004].

16. Hildebrandt S. (2008) Capital punishment and anatomy: History and ethics of an ongoing association. Clin Anat. Jan;21(1):5–14.

17. Hockenbury, T., Sammarco G., Evaluation and Treatment of Ankle Sprains, Clinical Recommendations for a Positive Outcome. The Physician and Sports medicine, Vol 29 No. 2 . February 2001

18. Hoppe, J.: Grandes Exploradores En Tierras De La Española, Ed. Amigo del Hogar, 2000.

19. Ledezma, M. P. (2006). Huellas de un Maestro de la Anatomía Francesa: Jean Leo Testut 1849–1925. *Rev Inst Méd "Sucre, 71,* 128.

20. Kasse, R.: Hacia Una Historia Social Odontológica Dominicana. Ed. Universitaria.

21. Lajara (2004) ¿conoció a Miguel Canela Lazaro?.

22. Mañón, M.: Historia Social de la Medicina. Vol. 1. editora Cosmos. 1977.

23. Miranda, R.: Historia de la Medicina, Ed. Handicap, 1960.

24. Morbán, F.: Ritos Funerarios: Acción del Fuego y Medio Ambiente en las Osamentas Precolombianas. ED. Vol. Academia de Ciencias de la República Dominicana, Santo Domingo, 1979.

25. Moscoso, Fco.: Apuntes Para La Historia De La Medicina En Santo Domingo tomos del I-VI. Ed. UCE.

26. Nieves Gil, Johnny, et al (2003): Enciclopedia Ilustrada De La Republica Dominicana, Ed. Edupmgreso.

27. Nuñez-Gil, Z. (2009). Miguel Canela Lazaro. El Anatomista Olvidado. [online] Unidad De Cirugia Bucal y Maxilofacial. Disponible en: http://maxilofacialsanvicente.obolog.es/miguel-canela-lazaro-anatomista-olvidado-196501 [Accedido 31 Aug. 2016].

28. Omaña, R. E. E., López, S. G., Serna, N. L., de la Garza Castro, Ó., & Montalvo, R. G. S. (2008). La anatomía en México: un vistazo a la historia. CIENCIA-UANL, 11(3), 2.

29. Ortega, R. (2004). ¿conoció a Miguel Canela Lazaro?.

30. Palm, E. W. (1946). El Hospital San Nicolás de Bari en la isla de Santo Domingo. Boletín del Instituto de Investigaciones Históricas, Buenos Aires, 29, 10-17.

31. Peters, J.W., Trevine, S.G., and Renstrom, P.A. 1991. Chronic lateral ankle instability. Foot and Ankle, 12 (3), p. 182-191.

32. Pichardo, A.: Bosquejo Histórico de la Medicina: Discurrir de la Educación Medica en R.D. Editora Universitaria. 2004.

33. Publicaciones de la Universidad Autónoma de Santo Domingo (1940). Volumes 9-17. Editoria de la UASD. 1940.

34. Rodríguez, E.: Cronología de la Real y Pontificia Universidad de Santo Domingo 1538-1970. Ed. Caribe S. A. Santo Domingo, 1970.

35. Rodríguez, J. & Defilló, M. (1984). Dr. Alejandro Capellan. Anatomista y Cirujano Prominente. [online] Available at: http://www.bvs.org.do/revistas/amd/1984/06/01/AMD-1984-06-01-018-020.pdf [Accessed 31 Aug. 2016].

36. Rouvière, H; Delmas, A; Anatomía Humana: Descriptiva, Topográfica y Funcional, Tomo III. 10ma Ed.Masson S.A., 2002.

37. Saltrick, K.R. Lateral ankle stabilisation: modified Lee and Chrisman-Snook. Clinics in Podiatric Medicine and Surgery, 8 (3), p. 579-600.

38. San Martín, A. (1892). Influjo del descubrimiento del nuevo mundo en las ciencias médicas: conferencia (No. 25). Tip." Sucesores de Rivadeneyra".

39. Sanchez, F. (2012). Dr. Napoleón Perdomo, in memóriam. [online] Hoy Digital. Available at: http://hoy.com.do/dr-napoleon-perdomo-in-memoriam/ [Accessed 1 Sep. 2016].

40. Sánchez, F.: Antonio Zaglul, Vida y Obra. Impresora Soto Castillo.2004

41. Stern, H. (2013). Doctor Félix María Goico Evangelista. El Caribe. [online] Available at: http://www.elcaribe.com.do/2013/03/02/doctor-felix-maria-

goico-evangelista [Accessed 31 Aug. 2016].

42. Stern, H. (2013). Doctor Octavio del Pozo. [online] El Caribe. Available at: http://www.elcaribe.com.do/2013/06/22/doctor-octavio-del-pozo# [Accessed 1 Sep. 2016].

43. Stern, H. (2014). Dr. Máximo Mairení Cabral Navarro. [online] historiadelamedicinadominicana. Available at: https://historiadelamedicinadominicana.wordpress.com/2014/09/29/dr-maximo-maireni-cabral-navarro/ [Accessed 1 Sep. 2016].

44. Stern, H. (2015). Reseña del fallecimiento del Dr. Octavio del Pozo, 1948. [online] historiadelamedicinadominicana. Disponible en: https://historiadelamedicinadominicana.wordpress.com/2015/08/06/resena-del-fallecimiento-del-dr-octavio-del-pozo-1948/ [Accessed 1 Sep. 2016].

45. Stern, H. (2016). Estudiantes de sexto año de medicina en el 1940. [online] historiadelamedicinadominicana. Available at: https://historiadelamedicinadominicana.wordpress.com/2016/05/12/estudiantes-de-sexto-ano-de-medicina-en-el-1940/ [Accessed 1 Sep. 2016].

46. Wiegerinck, H. (2014). The Achilles heel of adults and children. (tesis doctoral) [online] Dare.uva.nl. Disponible ent: http://dare.uva.nl/document/2/150935 [Accedido 31 Aug. 2016].

47. Zaglul, A.: Ciencia y Humildad: Biografía del Dr. Miguel Canela Lázaro. Ed. Taller, 1998.